BERIT BROCKHAUSEN

Guter Sex geht anders

So finden Sie Erfüllung zu zwei

Wege aus Langeweile, Frust und Unsicherheit

Aus dem Erfahrungsschatz einer Sexual-Therapeutin

humboldt

INHALT

EIN PAAR WORTE VORWEG

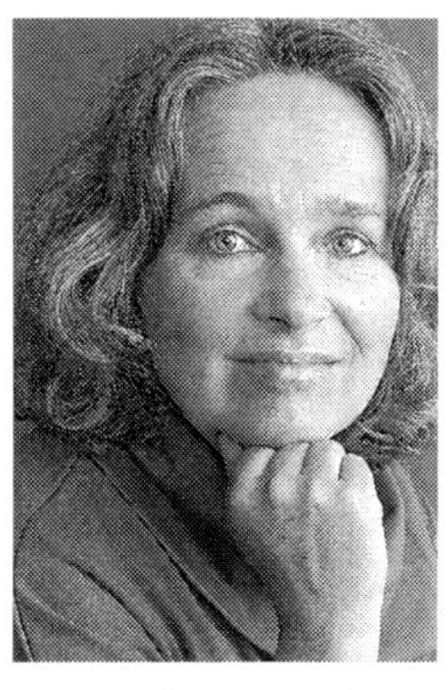

Liebe Leserin, lieber Leser,

hier müsste eigentlich die obligatorische Anmerkung stehen, dass ich der Einfachheit halber von der Leserin und ihrem Partner spreche, aber selbstverständlich alle anderen (also die Leserinnen mit ihren Partnerinnen, die Leser mit ihren Partnern und die Leser mit ihren Partnerinnen) „mitgemeint" sind. Leider finde ich das blöd. Deshalb möchte ich Sie an dieser Stelle warnen, dass es in diesem Buch wild durcheinander gehen wird. Manchmal spreche ich über Männer, manchmal über Frauen, manchmal über gleichgeschlechtliche Beziehungen und häufig über heterosexuelle Partnerschaften. Und ich hoffe sehr,

- dass Sie sich beim Lesen nicht allzu sehr über sperrige Formulierungen ärgern, zum Beispiel wenn ich von „dem oder der Liebsten" spreche,
- und dass Sie sich grundsätzlich immer dann angesprochen fühlen, wenn Ihnen etwas bekannt vorkommt. Ganz unabhängig von Ihrem Geschlecht und dem des Menschen an Ihrer Seite.

Die Paare, die in diesem Buch auftauchen, gibt es so nicht. Ich habe Beispiele gewählt, die häufig vorkommen, und reale Beratungsgespräche mit veränderten Namen und Situationen nacherzählt. Sollten Sie sich dennoch wiedererkennen, liegt das daran, dass Sie nicht die Einzigen sind, denen es so geht.

Dieser Ratgeber ist keine wissenschaftliche Abhandlung. Deshalb nenne ich im Text Kollegen und Autorinnen, denen ich wichtige Impulse verdanke. Am Ende des Buches finden Sie in den Lesetipps die dazugehörigen Bücher.

Unter www.desafinado.de/guter-sex-geht-anders.html finden Sie Literaturhinweise und weiterführende Links. Sie finden in einigen Kapiteln einen Hinweis auf die Website und die Nummer, unter der Sie weitere Informationen finden können. Der hier abgedruckte Code (QR = Quick Response) ermöglicht es Ihnen, die Internet-Links direkt anzusteuern. Halten Sie die Kamera Ihres internetfähigen Smartphones über den Code, fotografieren/scannen diesen und schon erscheint die Internetseite. (Zum Scannen des QR-Codes ist auf den meisten Smartphones die Reader-Software bereits vorinstalliert, andernfalls können Sie sich diese aus dem Internet herunterladen; siehe Herstellerangaben.)

www.desafinado.de/guter-sex-geht-anders.html

Ich möchte Ihnen in diesem Buch zeigen, was wirklich etwas nützt und was sich in meiner Praxis bewährt hat. Deshalb werde ich im ersten Teil, „Die Wahrheit", vier scheinbare Selbstverständlichkeiten in Frage stellen, die es schwer machen, mit dem real existierenden Sex zufrieden zu sein. Im zweiten Teil, „Die Entscheidung", möchte ich Ihnen zeigen, dass Lust Spielräume braucht, in welchen wir wirklich selbst über uns und unseren Körper bestimmen. Der dritte Teil des Buches, „Der Weg", basiert auf einem Programm, mit dem ich die Paare in meiner Praxis unterstütze, mehr sexuelles Selbstvertrauen zu entwickeln. Im vierten Teil, „Die Chance", geht es um zwei zentrale Fragen, die Sie beantworten müssen, um schöne erotische Begegnungen zu erleben, nämlich: Was macht meine Sexualität, meine Lust aus? Und: Was möchte ich damit anfangen? Im letzten Teil, „Die Einladung", geht es ans Eingemachte, nämlich ob Sie Ihre Sexualität wirklich verbessern werden oder nicht.

Am Ende jedes größeren Abschnitts finden Sie unter der Überschrift „Weiterdenken" einige Fragen, die Sie anregen sollen, sich mit Ihren eigenen Erfahrungen, Vorstellungen, Wahrnehmungen und Wünschen auseinanderzusetzen. Dadurch steht Ihnen beim Lesen dieses Buches der kompetenteste Experte/die kompetenteste Expertin der Welt zur Seite, den/die es gibt, wenn es um Ihre eigene Sexualität geht: Sie selbst! Denken Sie daran, dass eine positive Wirkung natürlich nur dann eintritt, wenn Sie sich tatsächlich mit den Dingen beschäftigen. Häufig geht das leichter, wenn Sie sich etwas Zeit dafür nehmen und Ihre Gedanken aufschreiben, denn vieles wird klarer, während wir es notieren. Wenn Sie mögen, legen Sie sich ein Heft an, ein „Reisetagebuch" über Ihre Reise zu gutem Sex, in das Sie Ihre Beobachtungen, Erfahrungen und Ideen eintragen. Sie können die dazugehörigen Arbeitsblätter auch herunterladen: www.desafinado.de/guter-sex-geht-anders.html.

Ich freue mich darüber, Sie auf Ihrer Reise ein Stück zu begleiten, und wünsche Ihnen nicht nur viel Spaß, sondern auch viele an- und aufregende Erkenntnisse.

Ihre
Berit Brockhausen

DIE WAHRHEIT: WARUM WIR ALLE SCHLECHTEN SEX HABEN

In diesem Teil geht es um vier gravierende Missverständnisse, die uns die Lust verleiden:

Irrtum 1: Alle anderen haben guten Sex.

Irrtum 2: Sex-Tipps sind gut (und führen zu besserem Sex).

Irrtum 3: Sexualstörungen sind schlecht.

Irrtum 4: Sex in Beziehungen ist schlechter, als es gut wäre.

Was guter Sex wirklich braucht

Beginnen wir doch einfach damit, dass wir ehrlich sind. Wenn es so einfach wäre, richtig schönen Sex zu haben, dann würde ich an diesem sonnigen Vormittag nicht am Schreibtisch sitzen und dieses Buch schreiben. Und Sie hätten ganz bestimmt etwas Besseres vor, als es zu lesen. Vielleicht würden Sie stattdessen einen Krimi lesen. Oder Plätzchen backen. Das Auto waschen, im Café sitzen, in die Sauna gehen, ein Musikstück komponieren oder tanzen gehen. Oder verschwitzt, aber glücklich im Arm des Menschen Ihrer Wahl liegen. Eine verführerische Vorstellung: Was könnten Sie nicht alles mit der Zeit anfangen, die Sie (und nicht nur Sie allein!) darauf verwenden, Bücher wie dieses zu lesen und sich damit zu beschäftigen, wie Sie mehr Erfüllung zu zweit finden können.

Stattdessen beschäftigen wir uns mit dem Thema Sex. Sie sind neugierig darauf, was denn nun wirklich den Unterschied zwischen Top oder Flop im Bett macht. Sie sind gespannt, welche klugen Tipps ich habe, mit denen Sie Ihr Liebesleben aufpeppen können. Glauben Sie mir: Ich würde Ihnen wirklich gern vier einfache Ratschläge geben, die Ihre Sexualität in Nullkommanichts verändern, und dann ist es gut. Doch mal ehrlich: Wenn ich Ihnen sagen würde, Sie sollen mit dem oder der Liebsten offen über Ihre Wünsche und Bedürfnisse reden – da wären Sie doch auch von ganz allein drauf gekommen! Und vermutlich tun Sie es trotzdem viel zu selten. Es scheitert also nicht am Wissen. Für guten Sex brauchen Sie also mehr als einen flotten Spruch.

Ratschläge gebe ich Ihnen trotzdem, doch Sie bekommen noch mehr. In diesem Buch erfahren Sie, wie Sie diese Ratschläge in Ihrem (Liebes-)Leben anwenden, damit Sie in Zukunft wirklich mehr Spaß im Bett haben als bisher.

- **Nehmen Sie Ihre Zweifel ernst.** Genau das werde ich in diesem Buch auch tun. Ich werde Ihre Fragen aufgreifen und konsequent zu Ende denken. Sie werden sich möglicherweise über das Ergebnis wundern!
- **Beseitigen Sie die Störfaktoren.** Nein, ich meine nicht, dass Sie das Telefon stumm schalten oder einen Babysitter buchen sollen (obwohl auch das ungeahnte Wirkungen haben kann). Sondern ich zeige Ihnen, in welche Fallen wir beim Sex tappen und wie Sie dies vermeiden können. Ich hoffe, dass Ihr Selbstvertrauen nach dem Lesen dieses Buchs gestärkt ist und Sie entspannter leben und lieben, wie es Ihnen gefällt.

- **Entwickeln Sie sexuelles Selbstbewusstsein.** Je besser Sie Ihre Stärken, Potenziale, aber auch Grenzen kennen, desto eher können Sie diese nutzen, um richtig guten Sex zu haben. Kein Stress: Was nicht ist, kann noch werden. Dazulernen geht immer.
- **Werden Sie erwachsen.** Guter Sex ist nämlich nur was für Erwachsene! Und die sitzen nun mal nicht auf der Bettkante und beklagen das Fehlen der Leidenschaft, sondern sie treffen Entscheidungen.

Wie gut kann Sex eigentlich sein?

Der Titel dieses Buchs verspricht Erfüllung zu zweit. Es geht also um Sexualität mit einem Partner oder einer Partnerin. In meinen Beratungen frage ich die Paare, was sie eigentlich unter Sex verstehen. Die erste spontane Antwort ist normalerweise „Geschlechtsverkehr". Doch wenn die beiden dann weiter darüber nachdenken, kommen die Einschränkungen. Oder auch die Ausweitungen. Das Petting der Anfangsphase fanden beide auch sehr aufregend ... wäre vielleicht Erregung das, was Sex von anderen Formen von Körperkontakt unterscheidet? ... Erregung lässt sich natürlich auch ohne Partner oder Partnerin haben ... also ist Sex nicht auf die Betätigung mit anderen begrenzt ... und was ist überhaupt mit Erotik? Küssen, ist das schon sexuell? Zungenküsse vielleicht ... aber was ist mit dem Vibrieren unter den zarten Küssen des Partners auf den Nacken und dem Würgereiz beim ungeschickten Zungenkuss? Ist jede Berührung an unbekleideten „einschlägigen" Körperpartien sexuell? Nacktheit an sich ja nicht, schließlich zeigen wir uns unbefangen in der Sauna und am FKK-Strand ... und was macht eigentlich einen Schlag auf den Po zu einer sexuellen Handlung anstatt zu einer Körperverletzung?

Gut, dass wir darüber sprechen. Es gibt keine einfache Definition, die alle Aspekte beinhaltet, die uns in diesem Zusammenhang einfallen. Selbst wenn Orgasmus das einzige Kriterium für Sex wäre, dann bleibt es trotzdem uneindeutig: Wieso soll die kleine Spannungsentladung im Beckenbereich inklusive Wärme und Zucken der Muskulatur ausgerechnet Sex sein, aber die tiefempfundene Hingabe einer Umarmung ohne Orgasmus nicht?

WAS IST SEXUALITÄT?

Laut Wikipedia bezeichnet Sexualität im sozio- und verhaltensbiologischen Sinne die Formen geschlechtlichen Verhaltens zwischen Geschlechtspartnern. Im weiteren Sinn bezeichnet Sexualität die Gesamtheit der Lebensäußerungen, Verhaltensweisen, Empfindungen und Interaktionen von Lebewesen in Bezug auf ihr Geschlecht. Zwischenmenschliche Sexualität wird in allen Kulturen auch als ein möglicher Ausdruck der Liebe zwischen zwei Personen verstanden.

Umfassender ist die Definition der Weltgesundheitsorganisation (WHO): „Sexualität bezieht sich auf einen zentralen Aspekt des Menschseins über die gesamte Lebensspanne hinweg, der das biologische Geschlecht, die Geschlechtsidentität, die Geschlechterrolle, sexuelle Orientierung, Lust, Erotik, Intimität und Fortpflanzung einschließt. Sie wird erfahren und drückt sich aus in Gedanken, Fantasien, Wünschen, Überzeugungen, Einstellungen, Werten, Verhaltensmustern, Praktiken, Rollen und Beziehungen. Während Sexualität alle diese Aspekte beinhaltet, werden nicht alle ihre Dimensionen jederzeit erfahren oder ausgedrückt. Sexualität wird beeinflusst durch das Zusammenwirken biologischer, psychologischer, sozialer, wirtschaftlicher, politischer, ethischer, rechtlicher, religiöser und spiritueller Faktoren." (aus: „Standards für die Sexualaufklärung in Europa" BZgA 2011)

Wenn es Ihnen wie meinen Klienten geht, und Sie keine schnelle und eindeutige Antwort auf die Frage haben, was Sexualität für Sie eigentlich ist, dann können Sie jetzt beruhigt sein. Es liegt nicht an Ihnen. Sondern dieser Begriff umfasst tatsächlich ganz vielfältige Aspekte und spielt in ganz unterschiedlichen Lebensbereichen und Lebensäußerungen eine Rolle.

Und als sei das alles nicht schon kompliziert genug, vermischen wir beim Thema „Sex zu zweit“ häufig einiges, was gar nicht zusammengehört. Die Auswirkungen auf unser Liebesleben und unsere Zufriedenheit sind fatal.

Was können wir erwarten?

Wenden wir uns also dem zu, was zwischen zwei Menschen geschieht. Sie werden mir zustimmen, dass sich der Sex in der Verliebtheitsphase von dem in einer langjährigen Beziehung unterscheidet. Beides lässt sich weder mit der Sexualität in einer Affäre vergleichen noch mit Sex in einer anonymen Situation oder gegen Bezahlung ... Dennoch wird alles wild durcheinander gemischt, wenn in den Medien über **normale Partnersexualität** gesprochen wird. Es wird uns vermittelt, dass wir bei jeder sexuellen Begegnung mit dem oder der Liebsten eigentlich alles erleben müssten:

- Die Vorteile des Verliebtheitssex (die Sehnsucht nach Verschmelzung, Leidenschaft, Begehren, Aufregung, sich gewollt fühlen sowie das Entzücken beim Anblick des andern)
- Die Vorteile von Beziehungssexualität (die Sicherheit, die körperliche Vertrautheit, die Geborgenheit und die tiefe Zuneigung)
- Zusätzlich natürlich auch die Vorteile von Affärensex (die Zielstrebigkeit, die Aufregung, die Ausnahmesituation, die Schamlosigkeit des Wollens)
- Gleichzeitig bleiben wundersamerweise die Nachteile aller drei Formen aus
- Während schließlich noch eine Prise Glück und Ekstase dem Ganzen das Sahnehäubchen aufsetzt

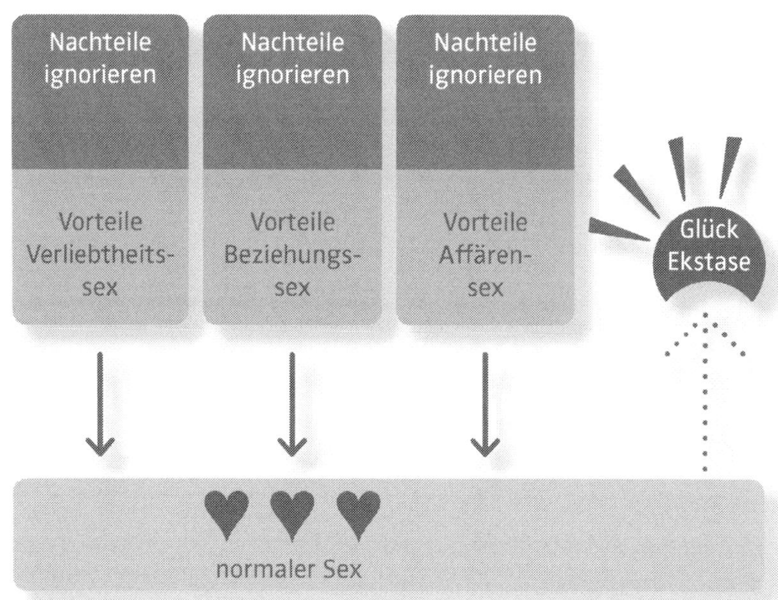

Schauen Sie sich die Aufzählung an und vergleichen Sie: Wie ist der „normale Sex", den Sie haben? Eben. Niemand (in Worten: *niemand*) erlebt dieses Gemisch aus den schönsten Momenten verschiedener Arten sexueller Begegnung. Sie nicht, Ihr Nachbar nicht und die Sexualtherapeutin aus dem Fernsehen auch nicht. Weil es diesen Sex nicht gibt. Das Konzept ist widersprüchlich und unrealistisch und trotzdem kommt leider kaum jemand auf die Idee, dass es ganz normal ist, diesen angeblich „normalen Sex" *nicht* zu haben. Doch die Erwartungen sind groß und die Messlatte hängt hoch – unerreichbar hoch. Wie wollen Sie denn die leidenschaftliche Sehnsucht empfinden, die aus der Aufregung und Unsicherheit des Beziehungsanfangs resultiert und sich gleichzeitig zutiefst geborgen fühlen? Wenn Sie diesen Maßstab anlegen, dann haben Sie schlechten Sex. Nicht nur Sie. Wir alle.

> Verglichen mit dem, was möglich scheint, haben wir alle schlechten Sex.

Den „normalen Sex" gibt es nicht

Noch schlimmer: Wenn Sie sich an diesen oder anderen Vorstellungen orientieren und versuchen, „normalen Sex" zu haben, dann werden Sie schlechten Sex haben oder überhaupt keinen mehr. Die Versuche, Ihr Liebesleben aufzupeppen, damit es den Erwartungen entspricht, werden Sie unter Druck bringen und Stress auslösen. Letzterer ist ein körperlicher Alarmzustand, der in bedrohlichen Situationen Energie bereitstellt, um die Gefahr zu meistern. Dafür muss der Körper andere, unwichtigere Empfindungen blockieren. Physiologisch geht es ums Überleben, um Kampf oder Flucht. Lust, Genuss, Hingabe und Entspannung sind jetzt alles andere als sinnvoll. Je angestrengter Sie also versuchen, den guten Sex zu haben, der doch angeblich normal ist, desto unbefriedigender werden Ihre realen erotischen Erfahrungen sein. Nicht, weil mit Ihnen etwas nicht stimmt. Sondern weil Ihr Körper völlig angemessen und gesund auf diesen Stress reagiert.

Nehmen Sie sich ernst. Wenn es Ihnen bis heute nicht gelungen ist, den tollen Sex zu haben, der angeblich ganz normal ist, dann sollten Sie die Möglichkeit in Betracht ziehen, dass es genau deshalb nicht passiert, weil es gar nicht geht. An einer unlösbaren Aufgabe zu scheitern ist keine Schande. Es ist nur schade um die Zeit, in der Sie sich vergeblich daran abarbeiten, anstatt sich damit zu beschäftigen, wie Sie tatsächlich schönen Sex haben können.

> Leidenschaftlich, vertraut, unkompliziert, spontan, schamlos, ekstatisch und erfüllend – was von den Medien als „normaler Sex" propagiert wird, existiert nicht.

Doch so schnell geben die meisten Menschen nicht auf. Zu verlockend ist das Versprechen, das dieser Mythos enthält. Nur Vorteile, keine Nachteile – hey, da sind wir doch alle gern dabei! In den Buchhandlungen gibt es Ratgeber für jede Gelegenheit, Sex-Tipps für Girls, erotische Anregungen für junge Eltern, und schließlich das Handbuch „Silver Sex", damit auch die ältere Generation ihr

Liebesleben abwechslungsreich und befriedigend gestaltet. Die Botschaft: Optimieren Sie Ihren Lustgewinn! Seien Sie offen, experimentierfreudig, unverklemmt, dann können auch Sie leidenschaftliche Sexualität erleben (wie sie normal wäre). Doch wer gehofft hat, nach der Lektüre dieser Ratgeber auf Knopfdruck jede Menge Lust, Erregung und Orgasmus unbeschwert genießen zu können, auf den wartet eine Enttäuschung.

Wer Sex „macht", verpasst das Beste

Es reicht nicht aus, erotische Gelegenheiten zu schaffen, sexuelle Fantasien auszusprechen, sich mit erotischen Spielzeugen und Dessous einzudecken oder die Stöße beim Geschlechtsverkehr in einem bestimmten Rhythmus durchzuführen. Das sind Dinge, die wir tun können, doch gerade schöner Sex ist ja nichts, was wir einfach nur „machen". Wir erleben ihn – nicht nur mit Haut und Haaren, sondern wirklich mit Leib und Seele. Und das auf ganz verschiedenen Ebenen, die einander beeinflussen.

- **Ebene der Gefühle:** Die Berührungen und Aktivitäten lösen Gefühle aus, manchmal schmerzliche Sehnsüchte oder tiefe Glücksgefühle, vielerlei Ängste (vor Ablehnung, Beschämung, Auflösung, Benutztwerden) und neben Genuss und Wohlgefühlen stehen manchmal Langeweile, Zweifel bis zur Verzweiflung und häufig auch unbestimmte Gefühle, die tief in uns rumoren, ohne dass wir sie einordnen könnten.
- **Ebene der Gedanken und Bewertungen:** Wir beobachten, was wir tun und bewerten es. Wir zweifeln, ob wir gut genug sind, ob das, was wir spüren, normal ist. Wir überlegen, was sinnvoll ist, treffen konkrete Entscheidungen für oder gegen bestimmte Stellungen, Techniken, Hilfsmittel oder Empfängnisverhütung. Wir denken über die Formulierung unserer Wünsche nach und beschäftigen uns möglicherweise mit den Reaktionen, die wir darauf

erhalten. Wir versuchen zu berücksichtigen, was mit dem Partner in diesem Moment sein mag, verfolgen aufmerksam und besorgt das Geschehen, wenn wir mit Schwierigkeiten rechnen.

- **Körperliche Ebene:** Wir nehmen wahr, was mit unserem Körper geschieht, spüren wohltuende und störende Berührungen, registrieren Lust, Erregung und Orgasmus, aber auch Kitzeln, Unwohlsein und Schmerzen, erleben Anspannung oder Entspannung, empfinden uns sinnlich oder von unserer Sinnlichkeit abgeschnitten. Wir erleben die sexuelle Energie bedrohlich oder belebend, wir geben uns den Körpergefühlen hin oder kämpfen um Kontrolle.
- **Beziehungsebene:** Wir erleben uns in Kontakt mit dem Partner oder ziehen uns in unser eigenes Erleben zurück. Wir drücken Zärtlichkeit und Begehren aus, ebenso Ablehnung und Aggression. Oder wir versuchen, diese Gefühle wegzuschieben, weil wir sie als unpassend empfinden. Wir fühlen uns gewollt und im wahrsten Sinne des Wortes angenommen, aber vielleicht auch benutzt und nicht gesehen. Wir bestätigen einander unsere Zusammengehörigkeit und nähren das Gefühl von Verbindung zwischen uns durch diesen gemeinsam erlebten beglückenden Moment. Manchmal macht das Angst. Wir spüren die geteilte Intimität oder wir gehen darüber hinweg, dass sie fehlt. Wir sind verunsichert, wie der andere zu uns steht, oder genießen Vertrauen und Sicherheit.

> Wir erleben Sex auf ganz verschiedenen Ebenen, die einander beeinflussen. Das ist bereichernd, kann aber auch verwirrend sein.

- **Ebene des Selbstgefühls:** Wir spüren uns intensiv – oder schalten uns ab, um zu funktionieren. Wir genießen die Bestätigung durch den anderen und das Gefühl eigener Attraktivität bzw. wir zweifeln daran. Wir genießen die Reaktionen unseres Körpers und das Gefühl, sie wirkungsvoll steuern zu können, oder wir fühlen uns ohnmächtig und dem Geschehen ausgeliefert. Wir kämpfen gegen die Gefahr der inneren Auflösung.

Sie hatten schon einmal die Idee, dass Sexualität kompliziert ist? Sie haben völlig recht! Wer schönen Sex haben will, sollte die unterschiedlichen Erlebensebenen nicht ausblenden. Und diese lassen sich nun mal nicht so einfach durch Tipps beeinflussen. Schon die Empfehlung „sei einfach unverkrampft und locker" mag richtig sein, ist aber schwer umzusetzen.

In diesem Buch werden wir uns mit all diesen Ebenen beschäftigen und Wege finden, wie Sie tatsächlich etwas verändern können.

Warum Sex-Tipps nicht weiterhelfen

Die Menschen, die in meine Praxis kommen, erleben ihre Sexualität auf allen Ebenen. Manchmal sind sie verwirrt, weil eine schöne Begegnung sie wider Erwarten sehr aufwühlt. Andere fühlen sich zwischen widersprüchlichen Gefühlen hin und her gerissen oder sind verunsichert, weil ihr Erleben so ganz anders ist als das, was sie erwartet haben (nicht zuletzt aufgrund des landläufigen Bildes von dem, was „normal" ist). Häufig suchen sie zunächst in Ratgebern Sicherheit. Was ist gut? Wie muss ich mich verhalten? Doch wenn Sie sich an diesen äußeren Dingen orientieren vergrößern Sie das Problem. Die meisten Sex-Tipps ignorieren, wie tief die gemeinsame Sexualität uns berühren kann. Leider auch dann, wenn sie nicht gut funktioniert.

> Der Weg zu schönerem Sex führt nicht über verbesserte Techniken, sondern am Anfang steht die Bereitschaft, sich selbst zu verstehen und zu akzeptieren.

Das Versprechen von Aufklärung und neuen Techniken greift zu kurz. Sex wird zwar tatsächlich gelernt. Aber eben nicht, wer wann wen wo und in welcher Weise anfasst! Sondern jeder von uns bringt beim Sex seine tiefsten und ältesten Lebenserfahrungen mit ein. Zum Beispiel alles, was wir über den Umgang mit Bedürfnissen, Grenzen, Gefühlen,

Konflikten und mit unserem Körper gelernt haben. Dazu kommen dann noch unsere Beziehungserfahrungen, unsere Überlebensstrategien und das, was wir über das Mann- oder Frausein gelernt und wie wir Sexualität kennengelernt haben. All dies macht uns als Personen aus und prägt uns – und damit auch die Sexualität, die wir leben (können). Es macht sie gefährlich. Denn sie konfrontiert uns nicht nur mit unseren Fähigkeiten, Lüsten und Potenzialen. Sondern auch mit unseren Ängsten und Sehnsüchten, mit unseren alten Verletzungen und Heilungsversuchen.

DIE SEXUELLE GRUNDAUSSTATTUNG

Unsere körperliche Grundausstattung ermöglicht uns, sexuelle Lust zu empfinden und einen Orgasmus zu erleben.

Die Genitalien mit ihren Nerven- und Versorgungsbahnen sind die „Hardware". Die physiologische Reaktion des Körpers ist das „Betriebssystem", dazu zählen der *Erregungsreflex*, der sich in der verstärkten genitalen Durchblutung äußert (Vasokongestion, Erektion), und der *Orgasmusreflex*, bei dem sich die aufgebaute Spannung in einem rhythmischen Zucken der Beckenbodenmuskulatur löst, bei Männern häufig, aber nicht immer, begleitet von einer Ejakulation (Samenerguss).

Was Sie anmacht, worauf Sie stehen, wie Sie Ihre Sexualität leben: Ihre Vorlieben sind Ihre individuellen „Anwenderprogramme". Und was Sie ganz konkret mit welchem Programm in einer ganz bestimmten Situation und zu einem ganz bestimmten Zeitpunkt anfangen – das entscheiden Sie. Gut, wenn Sie damit zufrieden sind. Und nicht gut, wenn es dabei zu Kompatibilitätsproblemen mit dem Betriebssystem oder der Hardware kommt.

Es wäre gut, wenn Sie das ernst nehmen. Kein Wunder, wenn Ihnen die Sex-Tipps nicht geholfen haben – es liegt nicht daran, dass Sie ein hoffnungsloser Fall sind. Der Weg zu schönerem Sex führt nicht über verbesserte Techniken, sondern zuerst über die Bereitschaft, sich selbst zu verstehen und zu akzeptieren. Der Versuch, „alles richtig“ zu machen, wäre da genau das Verkehrte. Denn es ist letztlich unmöglich, alles „richtig“ zu machen. Auch ein Oralverkehr, nach allen Regeln der Kunst ausgeführt, kann Selbstverrat sein.

Besser eine Sexualstörung als schlechten Sex

Doch keine Sorge. Auch wenn Sie sich vergeblich bemühen, endlich die Erwartungen zu erfüllen und den Sex zu erleben, den doch angeblich alle haben können – der Körper ist auch noch da. Er ist der unbestechliche Kompass, der in solchen Fällen sagt: „So nicht!“ Er reagiert mit Lustlosigkeit oder fehlender Erregung, wehrt sich mit Schmerz, ausbleibendem Orgasmus oder sabotiert den Versuch, alles im Griff zu haben, mit einem vorzeitigen Samenerguss.

„Was für ein Glück!“, sage ich. „Diese Erektionsstörung ist das Beste, was Ihnen beiden passieren konnte!“ Erik und Elke schauen mich fassungslos an. Damit hatten sie nicht gerechnet. Er ist Mitte 50, sie Anfang 40, beide sind seit einem Jahr zusammen und immer noch sehr verliebt. Sie leben in zwei verschiedenen Städten und sehen sich nur am Wochenende. Am vergangenen Wochenende hatte es zum ersten Mal Probleme bei der gemeinsamen Sexualität gegeben, die sie sofort angehen wollten, bevor sie vielleicht irgendwann einmal zu größerer Unzufriedenheit führen würden.

Ich ließ mir die Situation schildern. Elke war am Freitagabend angekommen und von Erik mit einem wunderbaren Abendessen empfangen worden. Weil beide etwas erkältet und erschöpft waren, entschieden sie bedauernd, auf den ausgiebigen Austausch erotischer Zärtlichkeiten zu verzichten, der eigentlich zu ihrem Willkommensritual gehörte.

Am nächsten Tag entspannte sich Elke in der Badewanne und Erik las ihr dabei etwas vor. Beide fühlten sich sehr wohl zusammen. Dennoch befürchtete Erik, dass Elke enttäuscht sein könnte wegen des vorangegangenen Abends. Auch kam es ihm merkwürdig vor, dass sie an diesem Wochenende noch gar keinen Sex gehabt hatten, und er fragte sich, ob dies vielleicht ein Gefahrensignal sein könnte. Deshalb legte er das Buch zur Seite, kniete sich neben die Wanne und streichelte Elke langsam und zärtlich, was diese sehr genoss. Bald spürte Erik leichte Erregung und zog sich aus. Ihm gefiel die Vorstellung, spontan mit Elke Sex auf dem Badewannenrand zu haben und sie ging gern drauf ein. Doch leider fand Erik keine bequeme Position für sich, und so war sein Vergnügen deutlich beeinträchtigt. Er wollte Elke aber nicht enttäuschen, daher überging er seine Anspannung und die schmerzenden Knie. Da ließ seine Erektion nach, das erste Mal, seit die beiden zusammen waren.

> Eine Störung unterbricht die gewohnten Abläufe. Eine gute Gelegenheit, sich zu fragen: Was stimmt für mich nicht? Was brauche ich, um die Begegnung zu genießen?

Beschämt und verunsichert zogen sie sich an. Erik haderte mit seinem Körper, der ausgerechnet in einem solch wichtigen Moment den Dienst versagte. Elke war eine attraktive Frau. Würde sie sich einen jüngeren, potenteren Liebhaber suchen? In dem Kopf seiner Partnerin drehte sich indes ein ganz anderes Gedankenkarussell: Fand Erik sie nicht mehr attraktiv? Hätte sie noch aufreizender auf seine Liebkosungen reagieren sollen? Langweilte sie ihn bereits? Es musste doch einen Grund geben! Was stimmte nicht in ihrer Beziehung? „Deshalb sind wir hier", beendeten sie ihre Schilderung, „wir wollen herausfinden, was nicht stimmt, und dafür sorgen, dass sich diese Katastrophe nicht wiederholt!"

Doch in meinen Augen ist Eriks „Versagen" keine Katastrophe, im Gegenteil. Menschen sind keine Maschinen. Wenn etwas Unerwartetes beim Sex passiert, eine erwartete Körperreaktion ausbleibt oder früher eintritt, als beabsichtigt, liegt das sehr selten an einem einfachen Schaden der „Hardware". Im Beispiel von Erik und Elke kann es natürlich sein, dass Eriks Erektion altersbedingt nicht mehr so hart ist wie früher. Es ist auch nicht ausgeschlossen, dass er heute für seine Erregung direkte und gezielte Berührungen braucht, während in früheren Jahren Elkes Anblick bereits gereicht hätte, damit sein Glied spontan steif wird. Doch genau an dieser Stelle kommt die Psyche ins Spiel – wenn auch ganz anders, als von Elke und Erik befürchtet.

Wo bleibt der Spaß?

Erik hat nicht ernst genommen, was er spürte: die unbequeme Haltung und den kalten Luftzug, der ihn mit seiner beginnenden Erkältung frösteln ließ. Als er dies ignorierte, reagierte sein Penis völlig gesund. Das was Erik gerade tat, hinderte seinen Körper, zu genießen und die Lust zu steigern. Also war die Botschaft der nachlassenden Erektion unmissverständlich und lautete schlicht: „Was du da gerade machst, ist nicht schön für mich!"

Die Weisheit des Körpers erfüllt mich immer wieder mit Bewunderung. Leider ist er in solchen Momenten der Einzige, der noch nicht vergessen hat, dass Sex doch eigentlich Spaß machen soll. Überlegen Sie selbst: Warum sollten Sie sich bitteschön sonst auf etwas einlassen, bei dem Sie nackt und verletzlich sind, etwas, bei dem Sie in sehr intimen Kontakt mit Körperöffnungen und Körperflüssigkeiten eines anderen kommen? Seien wir ehrlich – der einzige Grund, so etwas Merkwürdiges freiwillig zu tun, ist: Es fühlt sich toll an! Es macht Spaß! Oh ja, bitte mehr davon!

> Ihr Körper verweigert sich, damit Sie verstehen, was er Ihnen sagen will: „Das, was du da gerade mit mir tust, ist nicht in Ordnung!"

Aber wenn Sie angestrengt versuchen, eine brauchbare Performance zu liefern, dann ist es nicht angenehm, sondern stressig, manchmal sogar harte Arbeit. Und wofür? Ein gesunder Körper wird nicht damit einverstanden sein, dass Sie ihm diese Mühe zumuten. Er wird versuchen, Ihre Aufmerksamkeit zu erlangen. Dazu muss er Sie bei dem stören, was Sie gerade tun. Ihr Körper versagt den Dienst, damit Sie verstehen, was er Ihnen sagen will: „Das, was du da gerade mit mir tust, ist nicht in Ordnung! Und wenn du tatsächlich weiter rackern willst, von mir aus. Aber ohne mich!“

Sie sehen: Wenn es um schönen Sex geht, ist Ihr Körper Ihr bester Verbündeter. Ohne seine Intervention kämen Sie gar nicht darauf, sich zu fragen, was es braucht, damit diese Begegnung wirklich zu einem Vergnügen wird. Und nicht nur zu einem anstrengenden Kraftakt.

Beziehungssex – besser als sein Ruf

„Aber früher war es doch nicht so problematisch!“ Weil es am Anfang der Beziehung solche Schwierigkeiten nicht gab, tun sich manche Menschen schwer mit meiner Erklärung, dass ihre Sexualstörung kein Zeichen einer Fehlfunktion, sondern eine gesunde Reaktion sei. Natürlich war es früher anders. Sie waren schließlich verliebt oder hatten eine Affäre miteinander, je nachdem wie die Liebesgeschichte begann. Es ist nicht fair, die aktuelle Sexualität an dem zu messen, was sie damals miteinander erlebt haben.

> Früher war unsere Sexualität anders! Stimmt. Früher hatten Sie Verliebtheits- oder Affärensex.

Wenn zwei Menschen länger zusammen sind, verändert sich schließlich ganz viel, an ihrem Umgang miteinander, an ihrer Lebensgestaltung, an den täglichen Herausforderungen. Und da soll ausgerechnet die Sexualität immer gleich bleiben? Wie soll das gehen?

Eine empirische Studie an drei Generationen hat gezeigt, dass Paare, die länger zusammen sind, meist seltener miteinander schlafen als zu Beginn der Beziehung, unabhängig vom Alter der Betroffenen. Ein frischverliebtes Paar um die 60 hat mit hoher Wahrscheinlichkeit mehr Sex als zwei 30-Jährige, die bereits seit sechs Jahren zusammen sind. Nichtsdestotrotz finden die meisten sexuellen Begegnungen hierzulande in Beziehungen statt. Wir Sexualtherapeuten und -therapeutinnen sehen natürlich nur die Paare, die unzufrieden sind. Doch das ist bloß ein kleiner Teil. So müssen wir davon ausgehen, dass es viele Paare gibt, die gar nicht darunter leiden, dass sie seltener Sex miteinander haben als früher. Ein wichtiger Grund dafür mag sein, dass zwei Menschen, die sich lieben und die einander vertrauen, den gemeinsamen Sex möglicherweise einmal im Monat oder auch seltener zelebrieren und dies für beide so befriedigend ist, dass sie sich den Stress von mehr Begegnungen unter unpassenden Bedingungen gar nicht antun müssen.

Weitere Informationen finden Sie unter
www.desafinado.de/guter-sex-geht-anders.html, Anmerkung 1

Warum scheint es dann trotzdem so, als ob Sex in dauerhaften Partnerschaften unbefriedigend sein muss? Weil eine dauerhafte Partnerschaft – wie der Name sagt – über eine lange Zeit geht. Und weil sich in dieser Zeit nicht nur das Leben und beide Beteiligten verändern, sondern natürlich auch die Sexualität. So wechseln Phasen der Zufriedenheit mit Phasen von Aufbruch, Verunsicherung oder Unzufriedenheit ab. Das ist der unvermeidbare Gang der Dinge. Ja, jedes Paar wird mindestens einmal im Laufe seiner Beziehung unzufrieden mit der gemeinsamen Sexualität sein. Doch das liegt nicht am Beziehungssex selbst, sondern daran, dass die Wahrscheinlichkeit für eine Flaute steigt, je länger die beiden ihr Leben miteinander teilen. Dennoch möchte ich gern mit Ihnen die Besonderheiten von Sexualität in einer festen Partnerschaft genauer betrachten.

Zeiten sexueller Unzufriedenheit sind Teil des Lebens. Tauchen sie in einer Liebesbeziehung auf, kann die Beziehung ein Grund dafür sein – muss aber nicht.

Erotik und Alltag: Die Quadratur des Kreises

Wie schön, wenn eine Beziehung im siebten Himmel beginnt. Und noch schöner, wenn diese erste Zeit auch davon geprägt ist, dass beide einander körperlich begehren und genießen. Wohlgemerkt: Nicht jedes Paar startet so, auch wenn es landläufig angenommen wird. Wenn Sie mit Ihrem (oder Ihrer) Liebsten schon länger als zwei Jahre zusammen sind, dann wissen Sie, dass auf den Zauber des Anfangs die Ernüchterung folgt, ja folgen muss. Eine schwierige Zeit, in der beide Partner herausfinden werden, ob sie mit dem realen Menschen aus Fleisch und Blut ein normales alltagstaugliches Leben führen können und wollen. Selbstverständlich geht diese Krise nicht spurlos am gemeinsamen Liebesleben vorbei! Ebenso wenig wie die folgenden Jahre, in denen ein gemeinsames Leben gestaltet werden will, Themen wie Familiengründung und Zukunftsperspektive auf der Agenda stehen und schwierige Situationen wie berufliche Krisen oder Krankheiten zu meistern sind. Wie wirkt sich das auf die gemeinsame Sexualität aus?

Sicherheit und Vertrautheit

Solange die Unsicherheit das Herzklopfen intensiviert, haben Verliebte Sex vor allem, um sich zu vergewissern, dass der andere da ist, dass er mich wirklich will, dass ich ihm nah und ganz intim mit ihm sein darf. Man zeigt, wie sehr man einander begehrt und genießt diese Sehnsucht und Intensität. Doch wenn aus Verliebtheit Liebe und eine Beziehung wird, dann verändert sich die Funktion der gemeinsamen Sexualität. Anstatt Fremdheit zu überbrücken geht es jetzt darum, sich die Zusammengehörigkeit zu bestätigen. Das Herzklopfen lässt nach, und manchmal fühlt sich die Vertrautheit eher wie Routine an. Menschen, die vor allem über Eroberungsszenarien oder auch über Verschmelzungswünsche oder die Begeisterung der Verliebtheit sexuelle Erregung erleben, stellen fest, dass der vorher so begehrte Partner uninteressant wird und der gemeinsame Sex zum Erliegen kommt.

Verbundenheit

In einer Liebesbeziehung, die auf Dauer und als Lebensgemeinschaft angelegt ist, ist Sexualität nur eine Möglichkeit unter vielen, sich gegenseitig seine Zusammengehörigkeit zu bestätigen. Auch das Gefühl, ein großes Familienfest zusammen gemeistert zu haben, verbindet die Partner. Es entstehen neue gemeinsame Projekte wie Urlaub, Hausbau oder Renovierung, Familiengründung. Man ist nicht mehr ausschließlich auf Sexualität angewiesen, um die Verbundenheit zu spüren.

Prioritäten verändern sich

Manchmal steht Sex in Konkurrenz mit vielen anderen Erfordernissen. Die Kinder, die Ausbildung, der Kampf mit der Schwiegermutter erfordern Kraft und Zeit, die im Alltag sinnvoll eingeteilt werden muss. Äußere Belastungen wie Umzüge, Jobwechsel, Abschlussprüfungen oder Hochzeitsvorbereitungen sind unaufschiebbar und haben Vorrang. In solchen Phasen keine Lust auf Sex zu haben erhöht die Flexibilität und erleichtert das Leben und seine Bewältigung.

Ambivalenz

Wer den Alltag teilt, kann nicht nur begeistert sein vom anderen. Schließlich lernen wir uns über die Zeit sehr genau kennen, und nicht jede Angewohnheit ist erfreulich. Alltagskonflikte finden ihren Weg ins Bett. Was mache ich mit meinem Ärger, dass der Liebste trotz mehrfachen Bittens schon wieder zu spät gekommen ist? Wie soll ich ihn freudig umarmen, wenn ich argwöhne, dass er genau wusste, wie schlimm es für mich ist, allein mit den Kindern ins Krankenhaus zu fahren, und er trotzdem nicht pünktlich kam? Manchmal führt das zu sehr eindeutigen Entscheidungen: Wenn du mich schlecht behandelst, dann will ich keinen Sex mit dir. Manchmal aber sind die Gefühle auch zwiespältig: Einerseits hätte

> Es ist nicht einfach, denselben Menschen, über den man sich gerade noch geärgert hat, zärtlich in die Arme zu schließen.

ich gern Sex mit dir, aber andererseits will ich nicht, dass du denkst, dein Zuspätkommen ist völlig in Ordnung und schon verziehen! Und es erfordert eine Menge Selbstvertrauen, demselben Menschen, über dessen Gleichgültigkeit man sich gerade geärgert hat, zu erlauben, dass er einem jetzt wunderschöne Gefühle bereitet.

Gelegenheiten

Wer zusammenlebt, hat theoretisch viele und vorhersehbare Gelegenheiten, mit dem oder der Liebsten Sex zu haben. Das macht es leicht, bei mittlerem Lustpegel das körperliche Vergnügen auch mal zu verschieben, denn Sex kann man auch morgen (oder übermorgen) noch haben, während dieser „Tatort" eben nur heute Abend läuft. Genauso müssen Entscheidungen zwischen Lust und Ruhebedürfnis, Sex und Elternabend, Küssen und Kneipentour getroffen werden. Allerdings schränkt der normale Alltag die Gelegenheiten auch ein, weil gerade mit Arbeit und/oder Kindern nur noch begrenzt Zeitfenster für die intensive Beschäftigung zu zweit zur Verfügung stehen. Und diese Zeitfenster harmonieren so gut wie nie mit dem Biorhythmus.

> Sex können wir auch morgen haben, aber dieser Krimi läuft nur heute Abend.

Rücksicht

Da man dem anderen ja Vergnügen bereiten möchte, nehmen beide Partner Rücksicht aufeinander. Recht bald haben sie herausgefunden, was mit hoher Wahrscheinlichkeit gut ankommt und welche Praktiken nicht so der Knaller sind. Also werden zunehmend Dinge vermieden, die den Partner irritieren oder ihm nicht gefallen könnten. Etwas anderes wird immer seltener vorgeschlagen und immer seltener gewollt. Auf die Dauer kann dieser „kleinste gemeinsame Nenner" jedoch öde und langweilig werden.

Egoismus

Je weniger die emotionale Erregung des Verliebtseins den Sex beflügelt, desto wichtiger wird das, was beide miteinander machen. Ungeschickte Stimulierung mindert jetzt die Lust stärker als zu Anfang. Also müssen beide Beteiligten einander deutlicher sagen, was sie brauchen und was sie anmacht. Viele Menschen haben jedoch Skrupel: Ist das nicht unromantisch und egoistisch? Und was passiert, wenn der andere das, was ich mir wünsche, nicht mag? Dann haben wir einen Konflikt anstatt Sex. Besser ich sage nichts und versuche das Beste aus der Begegnung zu machen. Leider wird dann die erotische Begegnung weniger erregend und befriedigend sein, als sie es sein könnte. Ist dies häufiger der Fall, sinkt das Interesse, eine solche Erfahrung zu wiederholen.

Mühe

Was sich gut anfühlt oder was nicht gefällt, ist nicht jeden Tag gleich. Manchmal ist man einfach zu müde und zu faul, um die Anstrengungen der körperlichen Liebe auf sich zu nehmen. Besonders bei Kopfschmerzen, Ärger bei der Arbeit oder Beziehungsstress. Sehr schnell entscheidet man sich, besser keinen Sex zu haben, wenn die Stimmung nicht stimmt. Oder sich nur noch auf erotische Berührungen einzulassen, wenn man auch bereit ist, „bis zum Äußersten zu gehen".

> Auf Sex verzichten, weil die Stimmung nicht stimmt?

Routine

In einer längeren Beziehung bildet sich häufig eine Routine der sexuellen Begegnung heraus, mit der sich beide wohlfühlen und bei der die Orgasmus- und Befriedigungswahrscheinlichkeit recht hoch ist. Routine ist nicht prinzipiell schlecht. Das Paar bewegt sich in einem sicheren Bereich, der wohltuend sein kann. Doch durch die Vorhersagbarkeit kann auch Langeweile entstehen, im schlimmsten Fall läuft die sexuelle Begegnung auf Autopilot und ist dann zwar eine sexuelle Betätigung, aber keine Begegnung.

Rollenverwirrung

Wer in einer Beziehung lebt, nimmt mehrere Rollen ein. Die Partner sind Lebensgefährten, Familie, möglicherweise auch Eltern und (hoffentlich) Freunde und Liebhaber oder Liebhaberin. Es ist unmöglich, das strikt getrennt zu halten, doch es ist nicht einfach, einander unter diesen Umständen immer mit Lust zu begegnen. Haben Sie Ihren verunsicherten Partner gerade wegen seiner beruflichen Probleme getröstet, werden Sie ihn vermutlich nicht direkt im Anschluss als leidenschaftlichen Liebhaber herausfordern. Und selbst wenn Sie es versuchen, bleibt die Frage, ob auch ihm der Rollenwechsel so schnell gelingt.

> Beziehungssex ist die Herausforderung, einen Menschen erotisch zu begehren, der eben noch in der Nase gebohrt hat oder gerade im Schlabberschlafanzug ins Bett gekrochen kommt.

Intimität

Intimität hat nicht nur erotische Seiten. Zu Hause möchte man sich auch einmal gehen lassen, und so sieht man den Liebsten auch in den Momenten, in denen er krank oder wehleidig ist. Sie haben das exklusive Vorrecht, die Partnerin mit Gurkenmaske oder im zwei Nummern zu kleinen Jogginganzug zu bewundern. Sie benutzen dasselbe Bad und haben dort Kontakt mit intimen Körperprozessen. Welche Herausforderung, diesen Menschen dennoch sexuell zu begehren!

Erotik

Die Erotik bleibt im Beziehungssex immer wieder auf der Strecke. Denn das, was einen Menschen sich erotisch fühlen lässt, wie zum Beispiel Flirten und Komplimente, hat im Beziehungsalltag kaum Platz. Der Reiz des Neuen ist vorbei und damit auch die Wachheit, die Neugier und die Vitalität, die erotische Gefühle begleiten. Das Wissen, dass der Partner meine Schwächen kennt, macht es zusätzlich nicht leicht, sich ihm gegenüber attraktiv, selbstbewusst und verführerisch zu fühlen und dies auch zu zeigen.

Respekt

Je mehr sich zwei Menschen im Alltag schätzen, desto schwieriger kann es werden, den anderen als Sexualobjekt zu sehen und auch zu behandeln. Einerseits ist die Geilheit des Partners erwünscht und für lustvollen Sex auch unverzichtbar. Andererseits kann sie verunsichern. Geht es ihm wirklich um mich oder benutzt er mich nur? Ist es nicht rücksichtslos, einen gestressten Workaholic dazu aufzufordern, es einem mal so richtig zu besorgen?

Attraktivität

Auch Veränderungen der Attraktivität können den Zugang zur gemeinsamen Sexualität erschweren, vor allem, wenn beide die Idee haben, dass Lust bedeutet, den anderen zu begehren und ihn attraktiv zu finden. Was also tun, wenn der Bauch wächst, die Haare schwinden und die Falten nicht interessant sind, sondern dazu führen, dass das ganze Gesicht schlaff und unattraktiv wirkt? Nicht jedem gelingt es, die eigenen Schönheitsmaßstäbe zu verändern und die Attraktivität im älter gewordenen Partner beziehungsweise der Partnerin zu erkennen und erotisch zu besetzen.

> Respekt ist wichtig. Doch wenn er dazu führt, dass man den oder die Liebste nicht mehr mit seinen „schmutzigen" Lüsten belästigen will, leidet der Sex.

Körperliche Veränderungen

Nicht nur der eigene Körper verändert sich, sei es über die Zeit, mit dem Älterwerden, sei es durch krankheitsbedingte Prozesse. Auch das sexuelle Empfinden und die sexuelle Reaktion können davon betroffen sein. Manchmal ist es nötig, den eigenen Körper zum Beispiel nach einer Krebserkrankung neu kennenzulernen und herauszufinden, was er mag und was jetzt angenehm ist. Altersbedingte Veränderungen oder Krankheiten führen zu Schmerzen, und es kommt zu Ratlosigkeit, wie schöne gemeinsame Sexualität trotz Einschränkungen aussehen kann.

WIE DER SEX SICH VERÄNDERT

Wie sich die Sexualität eines Paares im Laufe der Zeit verändert, hat mein Kollege Bernhard Moritz in dem Buch „Allerhöchste Paarungszeit" sehr gut zusammengefasst.

- Sex ist vertrauter geworden um den Preis, dass er auch berechenbarer und kalkulierbarer geworden ist.
- Sex ist konsensualer (einvernehmlich) geworden – oft so, dass er zum Sex auf kleinstem gemeinsamen Nenner geworden ist.
- Sex ist orgasmuszentriert. Um den Preis, dass der Sinnlichkeit weniger Bedeutung beigemessen wird.
- Sex ist routinierter geworden. Er wird nicht mehr gefeiert, inszeniert, zelebriert.
- Sex ist planbar und vorhersehbar geworden. Deshalb ist er nicht mehr Neugier weckend und erweckend.
- Sex ist sicherer und beständiger geworden um den Preis, dass er nicht mehr als lebendig und begehrenswert erlebt wird.
- Sex ist zu einer zwar nicht einklagbaren, aber selbst auferlegten Pflicht geworden („Es gehört dazu."): um den Preis, dass er nicht mehr als exklusives gemeinsames Geschenk empfunden wird.
- Sex ist zur emotionalen Beruhigungspille („Ich mach' es halt, damit ich wieder ein paar Wochen Ruhe habe.") oder zum „Handelsgut" für andere eheliche Wünsche geworden („Wenn du dich mehr um unsere Kinder kümmern würdest, dann hätten wir auch wieder mehr Sex.") geworden. Er wird nicht als Ausdruck eines selbstbestimmten erotischen Selbstbewusstseins gelebt.

Guter Beziehungssex – eine Frage der Entscheidung

Wenn Sie sich jetzt traurig zurücklehnen und bedauernd mit der Flaute im Ehebett abfinden, dann ist das eine legitime, aber nicht zwingend notwendige Entscheidung. Okay, in einer Liebesbeziehung, die auf Dauer angelegt ist, wird Ihnen der Sex nicht mehr geschenkt. Die Lust überfällt Sie nicht aus heiterem Himmel zwischen Abwasch und Steuererklärung. Anstatt dem Liebsten beim Nachhausekommen die Kleider vom Leib zu reißen, ärgern Sie sich über seine ungeschickten Annäherungsversuche, während Sie gerade ein schwieriges Telefongespräch führen.

Doch deshalb müssen Sie Ihre Sexualität noch lange nicht begraben oder in eine Affäre „auslagern". Das Startguthaben der Verliebtheit ist aufgebraucht und ab jetzt sind Sie nicht mehr Opfer eines Oxytocin-Rausches, sondern Sie sind Herr und Herrin Ihres Liebeslebens. Sie entscheiden, ob Sie wollen, wann Sie wollen und wie Sie es wollen. Sie entscheiden, welche Prioritäten Sie setzen. Und was Sie bereit sind dafür zu tun, damit Sie bekommen, was Sie wollen.

Das ist eine großartige Chance, richtig guten Sex zu haben. Sex, der stimmt, weil er zu Ihnen, dem geliebten Menschen, zur Situation, zur Stimmung passt – weil Sie in jedem Moment den Spielraum haben, ihn passend zu machen. Sie sind frei, nach der Geburt des Babys die Freuden von faulem Sex zu entdecken, Sie können sich in Zeiten beruflicher Belastung zu einem Quickie verabreden und Sie können in der Rekonvaleszenz nach einer schweren Krankheit gemeinsam den Körper und die Lust neu entdecken, vorsichtig oder übermütig, genau so, wie es Ihnen beiden entspricht. Sie sind frei von Vorgaben und Erwartungen. Das Einzige, was zählt, sind Ihre eigenen Wünsche und Bedürfnisse und die Ihres Partners (oder Ihrer Partnerin).

GUTER BEZIEHUNGSSEX

Betrachtet man die Veränderungen der Sexualität in einer längeren Beziehung, scheint es, als könne sie nur schlechter werden. Doch in Wirklichkeit gewinnen wir immer mehr Möglichkeiten, selbst zu entscheiden, was wir wann und wo und wie wollen. Und idealerweise haben wir einen Gefährten an unserer Seite, mit dem wir immer wieder das tun können, was uns besonders gut gefällt. Allerdings geschieht nichts davon von allein. Sondern wir müssen uns dafür entscheiden.

Was Sie dafür brauchen, geht deutlich über die Anwendung von Sexspielzeug, Dessous oder Kerzenschein hinaus. Arnold Retzer nennt es die „resignative Reife“, Martin Koschorke das „erwachsene Bedürfnismanagement“ und Margret Hauch „Selbstverantwortung“. Klingt nicht besonders sexy? Möglich. Aber es ist definitiv die Voraussetzung dafür, dass Ihr Liebesleben auf Dauer sexy bleibt.

Niemand würde sein neues Handy wegwerfen, nur weil das Startguthaben aufgebraucht ist. Ebenso wenig würde man es behalten und sich fortwährend darüber beklagen, dass keine Gespräche mehr möglich sind, das sei doch am Anfang ganz anders gewesen. Ja, möglicherweise war der Sex in der Zeit der Verliebtheit ein Selbstläufer. Doch niemand zwingt Sie, ohne Sex zu leben, nur weil Sie inzwischen vom siebten Himmel auf dem Boden der Tatsachen gelandet sind.

> Nach der Verliebtheitsphase sind Sie den Leidenschaften nicht länger ausgeliefert, sondern Herr oder Herrin Ihrer Sinnlichkeit. Das ist die Chance für richtig guten Beziehungssex.

Die Sexualität in einer Beziehung braucht immer wieder Ihre Entscheidung. Zum Beispiel die, auch zehn Jahre nach dem Flattern der Schmetterlinge im Bauch schöne erotische Begegnungen mit Ihrem Liebsten haben zu wollen. Dann reicht es nicht zu beklagen, dass das Begehren irgendwie von allein eingeschlafen ist. Sondern Sie müssen wählen, ob Sie bereit sind, ihn knuffig zu finden, oder ob Sie sich weiter darüber ärgern wollen, dass er den Klempner nicht angerufen hat. Sie beschließen, ob Sie den heutigen Abend nutzen, die gemeinsame Lust einzuladen, oder ob Sie gekränkt weiter darauf beharren, dass die Liebste endlich die Initiative ergreift. Es ist Ihnen überlassen, ob Sie sich schlecht gelaunt zurückziehen, wenn Sie die Avancen des Partners unpassend oder unerotisch finden, oder ob Sie ihm liebevoll zeigen, was Ihnen hilft, vom Alltagsstress abzuschalten und sich gemeinsam zu vergnügen.

Sie können natürlich darauf beharren, dass das alles anstrengend und furchtbar unromantisch ist. Damit hätten Sie völlig recht. Doch ich gebe zu bedenken, was Woody Allen einmal so treffend ausdrückte: „Ich hasse die Wirklichkeit. Doch sie ist der einzige Ort, wo man ein anständiges Steak bekommt."

! **WEITERDENKEN**

Nehmen Sie Ihr „Reisetagebuch" zur Hand und notieren Sie die Antworten auf folgende Fragen oder nutzen Sie die Arbeitsbögen unter www.desafinado.de/guter-sex-geht-anders.html.

- Was verstehe ich unter normalem Sex? Was finde ich normal? Was nicht?
- Wie sollte Sex sein? Was ist mein Ideal? Was ist meine Erwartung?
- Warum eigentlich sollte der Sex so sein, wie ich ihn mir vorstelle?
- Warum habe ich persönlich Sex? Was suche ich? Worum geht es mir? Was soll nach dem Sex anders sein als vorher? Wofür lohnt es sich für mich, Sex zu haben?
- Bekomme ich auf diese Weise – nämlich durch den Sex, den ich habe – das, was ich brauche?

Wenn Sie in einer Beziehung leben, beantworten Sie bitte auch noch folgende Fragen:

- Will ich Sexualität mit meinem Partner oder meiner Partnerin haben?
- Warum will ich das eigentlich?
- Welche guten Gründe sprechen dafür – und welche sprechen dagegen?
- Was wäre für mich schöner Beziehungssex, der sich lohnt, ihn zu haben?

DIE ENTSCHEIDUNG: GENÜGEN ODER VERGNÜGEN?

Wir entscheiden selbst über uns und über das, was geschieht. Diese Selbstbestimmung hat einen wichtigen Einfluss auf die Lust und auf unsere Sexualität. Warum das so ist, und wie Sie dies als Chance nutzen können, erfahren Sie in diesem Kapitel.

Fallstricke für die Lust

Entscheidungen sind einerseits etwas Wunderbares. Wenn Sie sich entscheiden müssen, dann gibt es Alternativen, zwischen denen Sie wählen können. Welch ein Luxus! Andererseits machen die vielen Möglichkeiten das Leben auch kompliziert. Wenn Sie ehrlich sind, haben Sie sich vermutlich auch schon einmal gewünscht, wir würden Sexualität einfach im Brunftrhythmus erledigen, ohne dass wir uns groß den Kopf darüber zerbrechen müssten. Wie einfach könnte das Leben sein, wenn nicht immer wieder die Frage auftauchen würde, ob und wann und wie und mit wem Sie Sex haben wollen!

Doch die Natur hat bei uns Menschen die sexuelle Lust vom Fortpflanzungszyklus entkoppelt. Menschen können sich genussvoll auch zu Zeiten paaren, in denen Fortpflanzung nicht möglich ist. Sie können auch Nachwuchs zeugen und empfangen, ohne dass dieser Akt mit besonders viel Lust erlebt wird. Ebenso haben wir die Wahl, keinen Sex zu haben, was ein ausgesprochener Vorteil ist, ganz besonders in Zeiten, in denen alle Kräfte gebraucht werden, um andere Herausforderungen zu meistern, wie zum Beispiel für eine wichtige Prüfung zu lernen, jemanden durch eine schwere Krankheit zu begleiten oder ein Kunstwerk zu erschaffen.

> Anstatt einem instinktgesteuerten Programm zu folgen, können wir Entscheidungen treffen.

Anstatt einem instinktgesteuerten Programm zu folgen, können wir Entscheidungen treffen. Die wichtigste Frage dabei lautet: Warum will ich überhaupt Sex haben? Ich hoffe, dass Ihre Antwort in Übereinstimmung mit Ihrem Körper lautet: zum Vergnügen. Doch bevor wir uns dorthin auf den Weg machen, möchte ich Ihnen erklären, was aus meiner Erfahrung die vier gefährlichsten Fallstricke für Lust, Genuss und Erotik sind.

- Der erste Fallstrick auf der Reise zu gutem Sex ist die Vorstellung, dass es einen natürlichen Ablauf gibt, dem man folgen muss. Wir meinen funktionieren und ignorieren zu müssen, was wir spüren.
- Der zweite Fallstrick auf der Reise zu gutem Sex ist die Tatsache, dass es schwer ist, etwas zu wollen, wenn man den Eindruck hat, es zu müssen.
- Der dritte Fallstrick auf der Reise zu gutem Sex ist die Hoffnung auf erotische Erweckung, anstatt sich der eigenen sexuellen Potenz bewusst zu werden. Wir hoffen und warten, anstatt selbst zu entscheiden.
- Der vierte Fallstrick auf der Reise zu gutem Sex ist die Überzeugung, dass Gemeinsamkeit entsteht, indem man sich entweder gegen den anderen durchsetzt oder nachgibt. Wir meinen uns anpassen zu müssen, anstatt die Verantwortung für unsere Lust zu übernehmen.

Gehen wir diesen Fallstricken auf den Grund. Wie sind sie entstanden? Wieso hindern sie uns heute noch immer daran, guten Sex zu haben? Und vor allem: Wie können wir sie aus dem Weg räumen?

Natur oder Kultur

Der erste Fallstrick ist die Überzeugung: „Wir können nicht anders". Wir müssen unseren sexuellen Trieb befriedigen, wir müssen auf sexuelle Reize mit sexueller Aktivität reagieren und wir müssen, sobald gestartet, den sexuellen Akt von Anfang bis Ende durchziehen. Sie finden, das klingt merkwürdig? Diese Überzeugung ist aber leider immer noch sehr verbreitet.

In Berlin gibt es schon seit vielen Jahren eine Veranstaltung mit dem Namen „der erotische Salon". Vor einigen Jahren wurden dort zu den unterschiedlichsten Fragen rund um Sexualität, Erotik und Sinnlichkeit Fachleute eingeladen, die ihre Erfahrungen oder Thesen vorstellten und sich den Fragen eines erotisch sehr aufgeschlossenen Publikums stellten. Umso erschütterter war ich, als ich dort über meine Arbeit als Sexualtherapeutin erzählte und von einem etwa 50-jährigen Herrn mit ausgesprochen kultiviertem Äußeren angesprochen wurde: „Frau Brockhausen, Ihre Ausführungen haben durchaus einen gewissen Charme. Aber wir wissen doch alle, dass diese Entscheidungsfreiheit, von der Sie reden, gar nicht gegeben ist. Schließlich ist Sex ein Grundbedürfnis, genauer gesagt ein Trieb. Und dieser baut sich nun mal kontinuierlich auf und muss regelmäßig entladen werden, sobald die Spannung ein bestimmtes Maß überschreitet."

Oje. Selbst in dieser Zuhörergruppe von aufgeklärten, aufgeschlossenen und gut informierten Menschen kursierte noch das „Dampfkesselmodell" der sexuellen Triebenergie, ein Modell, welches die sexualwissenschaftliche Forschung schon vor vielen Jahren widerlegt hatte! Geduldig begann ich zu erklären, dass das, was er da genannt habe, ein weit verbreitetes Missverständnis sei. Das Problem ist: Hunger, Durst und Sex werden gleichgesetzt und man geht davon aus, dass sie nach dem gleichen Prinzip funktionieren. Doch die Analogie, sexuelle Bedürfnisse bauten sich wie Hunger im Organismus auf, bis sie dann befriedigt werden müssten, ist leider genauso falsch wie simpel.

Nahrung und Flüssigkeit sind tatsächlich unverzichtbar für das Überleben des Einzelnen. Sexualität dagegen ist nur wichtig für das Überleben der Art. Und von daher muss sie nicht so regelmäßig und zwangsläufig stattfinden wie die Nahrungs- und Flüssigkeitsaufnahme. Im Gegenteil: Unter bestimmten Umständen ist es wichtig und sinnvoll, dass sie *nicht* stattfindet, zum Beispiel in Zeiten schlechter Nahrungsversorgung, bei Überbevölkerung des Lebensraumes oder bei akuter Gefahr. Geschlechtsverkehr in einer bedrohlichen Situation reduziert die Wachsamkeit und erhöht das Risiko. (Nein, ich werde jetzt kein Beispiel mit einem Säbelzahntiger bringen, so sehr es mich auch in den Fingern juckt. Sie wissen trotzdem, was ich meine.)

Außerdem wird auch bei einem viel existenzielleren Bedürfnis wie der Nahrungsaufnahme sich niemand über den nächsten Brotkanten im Rinnstein hermachen, sobald ein Hungergefühl auftritt. Wie wir eine Mahlzeit gestalten, hat Einfluss auf den Genuss, den sie uns verschafft. Und da sind wir Menschen sehr kreativ. Was wir wann, wo und wie essen hat deutlich mehr mit Kultur als mit Natur zu tun. Warum sollte das bei der Sexualität anders sein?

Reize wecken die Lust

Nicht der Triebdruck führt dazu, dass wir Menschen erotische Situationen aufsuchen und unsere sexuelle Energie entladen, sondern die Reize selbst wecken in uns Lust und Erregung. Jede angenehme intensive sinnliche Erfahrung kann als erregend erlebt werden und die Lust auf Sex auslösen, wie zum Beispiel ein erfreulicher Anblick, eine aufregende Stimme oder auch das Betrachten oder Hören sexueller Aktivitäten anderer. Ebenso können angenehme Berührungen die Lust auf mehr wecken. Lust auf Sex ent-

> Sexueller Genuss entsteht nicht durch den fehlerfreien Ablauf eines körperlichen Reiz-Reaktions-Programms, sondern indem wir Entscheidungen treffen.

steht also nicht von selbst und unter allen Umständen, sondern nur unter günstigen Bedingungen.

Ob es tatsächlich zum Sex kommt, ist allerdings nicht vom Reiz abhängig, sondern von den Stationen, die wir bei der Verarbeitung eines potenziell erotischen Reizes durchlaufen.

- *Bewertung:* Ist der Auslöser erotisch oder nicht erotisch reizvoll? Wenn der innerliche und äußere Raum dafür fehlt, weckt der Anblick eines attraktiven halbnackten Wesens des bevorzugten Geschlechts weniger Interesse als vielmehr die Besorgnis, dass sich dieser sympathische Mensch erkälten könnte.
- *Erkennen der Körperreaktion:* Für Männer ist das leichte Steifwerden des Penis deutlich wahrnehmbar, Frauen verbinden die stärkere Durchblutung der Scheidenwände nicht automatisch mit Erregung.
- *Aufmerksamkeit:* Im nächsten Schritt erfolgt die Entscheidung, wie viel Raum wir den aufkeimenden erotischen Gefühlen geben wollen.
- *Konsequenz:* Wollen wir mit diesen Empfindungen etwas anfangen? Nicht jede angenehme innere Beschäftigung mit erotischen Reizen und Erregung führt zwangsläufig dazu, dass diese Bereitschaft tatsächlich in eine sexuelle Aktivität umgesetzt wird.

Der Weg vom Reiz (zum Beispiel ein ausgesprochen hübsch geformter Po) zur Reaktion (sexuelle Betätigung) ist ein Weg mit vielen Verzweigungen, vielen Wegkreuzungen, an denen wir jeweils die Richtung einschlagen können, die wirklich für uns stimmt. Und wenn Sie an der letzten Kreuzung stehen und wissen, dass Sie Sex wollen, dann beginnt eine neue Straße mit wieder neuen Gabelungen: Was, wann, mit wem, wie – Sie wählen immer wieder neu. Das klingt kompliziert. Doch wenn Sie einen verlässlichen inneren Kompass haben (und den haben Sie!), werden Sie den Weg zum Genuss finden. Auch wenn Sie dafür andere Richtungen einschlagen müssen als beim letzten Mal.

DAS SEXLABOR

Die niederländische Psychologin Ellen Laan beschäftigt sich damit, wie sehr die empfundene sexuelle Erregung mit den körperlichen Reaktionen übereinstimmt. Dazu führte sie Männern und Frauen pornografische Filme in unterschiedlichen Variationen vor und maß den Blutfluss in den Genitalien. Zusätzlich gaben die Probanden an, wie sehr sie das Gesehene stimulierte. Die Einschätzungen der Frauen unterschieden sich deutlich von denen der Männer. Trotz verstärktem Blutfluss in der Scheide konnte es sein, dass sie sich gar nicht erregt fühlten. Bei Männern gab es mehr Übereinstimmung zwischen Körper und Erleben.

Gemeinsam mit Kollegen und Kolleginnen wertete Ellen Laan ihre eigenen Studien und Untersuchungen anderer Forscher unter diesem Gesichtspunkt aus. Sie kamen gemeinsam zu dem Schluss, dass sexuelle Reaktionen des Menschen sich immer aus kognitiven, emotionalen und physiologischen Prozessen zusammensetzen. Ob körperliche Erregung überhaupt wahrgenommen und ob sie als lustvoll empfunden wird, ist also immer mitbeeinflusst durch unsere Bewertungen und Gefühle.

Weitere Informationen finden Sie unter
www.desafinado.de/guter-sex-geht-anders.html, Anmerkung 2

Wenn Sex einfach sein muss

Niemand von uns ist seinen Instinkten oder den Fruchtbarkeitszyklen hilflos ausgeliefert. Das macht unser Leben komplizierter als das unserer affenartigen Vorfahren, doch es eröffnet uns die Chance, den Genuss zu vertiefen, indem wir je nach Situation den Sex ganz anders gestalten, nämlich so, wie es sich in diesem Moment richtig gut anfühlt.

Wie bitte? Protest? Auch Sie sind der Meinung, dass das Bedürfnis nach Sex sich aufbaut und unbedingt entladen werden muss? Dann geht es Ihnen wie vielen meiner Klienten und auch Klientinnen. Sie berichten tatsächlich, dass sich über eine bestimmte Zeit ein Druck aufbaut, und sie dann sehr leiden, wenn sie keinen Sex haben können. Doch wenn wir gemeinsam darüber sprechen, wird schnell deutlich, dass es nicht um den Sex an sich geht, sondern um seine Wirkung.

Manche nutzen Sexualität mit einem Partner oder auch mit sich selbst zur Beruhigung oder Entspannung. Für andere ist Sex eine Möglichkeit, sich lebendig zu fühlen. Wieder andere lenken sich von schlimmen Gedanken, Erinnerungen oder Situationen ab. Sex mit einem Partner kann das Gefühl vermitteln, begehrenswert zu sein, oder ganz einfach so angenommen zu werden, wie man ist. Das tut gut und beruhigt die quälenden Selbstzweifel.

Bei dem Bedürfnis nach Sex geht es meist weniger um den Sex an sich, sondern mehr um seine Wirkung: Entspannung, Selbstbestätigung oder Ablenkung.

All dies ist überhaupt kein Problem. Es wird erst dann zu einem, wenn Sexualität der einzige oder der mit Abstand wichtigste Weg ist, sich gut zu fühlen. Wenn dann nämlich unangenehme Gefühle auftreten und innere Spannungen auslösen, dann steigt der Druck, Sex haben zu müssen, um sie zu lindern. (Interessanterweise fühlt sich für einen Partner oder Partnerin das Ansinnen, Sex zu haben, in solchen Momenten sehr unerotisch an. Man fühlt sich – zu Recht – nicht gemeint, vielleicht sogar benutzt.)

Wenn Sie herausfinden, was das für ein Druck ist, der sich in Ihnen aufbaut, und worum es Ihnen geht, gewinnen Sie Entscheidungsspielraum. Sie können sich für lustvollen Sex entscheiden, wenn dieser möglich ist, oder Sie können sich Entspannung, Anregung oder Bestätigung auf andere Weise verschaffen.

Der erste Fallstrick

Der erste Fallstrick auf der Reise zu gutem Sex ist die Vorstellung, dass es einen natürlichen Ablauf gibt, dem man folgen muss.

- Doch Lust auf Sex entsteht durch die Entscheidung, sich erotischen Reizen zuzuwenden und sich damit zu beschäftigen.
- Wir müssen keinem vorgegebenen Paarungsablauf folgen, sondern wir können wählen, ob wir Lust und Erregung in eine erotische Begegnung münden lassen, oder auch nicht.
- Auch der Ablauf der gemeinsamen Sexualität ist nicht festgelegt. Wir sind frei, sie so zu gestalten, dass sie uns Genuss ermöglicht.

Wir können auch anders

Verabschieden Sie sich von der Idee, dass der Sex mit einem anderen Menschen einem instinktgesteuerten Programm folgen muss, das auch noch für alle gilt. Gehen Sie stattdessen davon aus, dass mit Ihrer persönlichen Art, Sexualität zu genießen, alles in Ordnung ist. Auch wenn Sie das feine Streicheln Ihrer Arminnenseite deutlich erregender finden als die routinierte Klitoris-Stimulation. Oder wenn Ihre Lust einen kräftigen Dämpfer erhält, weil Ihnen plötzlich einfällt, dass das Fenster zum schallverstärkenden Innenhof noch offen ist. Oder wenn Ihnen wie Erik die Knie wehtun und Ihr Körper Ihnen signalisiert, dass diese Nummer in Ihrer Fantasie zwar so richtig geil, aber in der Realität eher eine Quälerei ist.

Diese Haltung verändert radikal, wie Sie Ihre Sexualität in Zukunft erleben werden. Anstatt an sich zu zweifeln oder sich zu bemühen, alles richtig zu machen, können Sie sich endlich darauf konzentrieren, wie sich das anfühlt, was gerade geschieht. Sie folgen Ihrem inneren Kompass. Gut ist, was sich gut anfühlt. Selbst, wenn das schöne Gefühl am Ellenbogen entsteht und nicht an einer der überall gerühmten, ach so erogenen Zonen. Und nicht gut ist, was sich nicht gut anfühlt! Sorgen Sie dafür, dass es aufhört, anstatt daran zu verzweifeln, wenn das angeblich so geile Beknabbern Ihrer Brustwarzen Sie nicht vor Wonne, sondern vielmehr durch Überreizung verrückt macht.

Ja, es ist wirklich so einfach, wie es klingt. Doch es erfordert, dass Sie selbstbewusst für sich einstehen. Das ist es, was viele Menschen zurückschrecken lässt. Es macht ihnen Angst. Andere scheuen die Unbequemlichkeit. Selbst gestalten ist schön, aber auch kompliziert. Ein instinktgesteuertes Sexprogramm würde es so viel einfacher machen, weil es einen durch die Untiefen einer sexuelle Begegnung lotst und nichts anderes erfordert, als den richtigen Moment zu erkennen und einfach mal draufloszurammeln. Nicht wenige Menschen machen Sex so, als gäbe es dieses Programm. Als müsse es durchgezogen werden, sobald es einmal gestartet ist. Doch was geschieht, wenn Sie den ordnungsgemäßen Ablauf des Geschlechtsakts nicht zu stören wagen? Ich verrate es Ihnen: Es läuft schief.

Wie bei Kristin und Niels. Wir sprechen über den letzten gemeinsamen Sex, den die beiden hatten. „Während wir miteinander geschlafen haben, dachte ich darüber nach, ob es dir gut geht, und ob du wohl diesmal deine Erektion halten kannst“, erzählt Kristin. „Dabei war ich selber noch gar nicht besonders erregt. Aber anstatt dich zu bitten, mich zu stimulieren, dachte ich, jetzt bloß nicht unterbrechen, wir können schließlich froh sein, dass das Eindringen gerade funktioniert hat. Besser ich mache fleißig mit, damit du ohne Störung zum Orgasmus kommst.“

> Was geschieht, wenn wir den ordnungsgemäßen Ablauf des Sex nicht zu stören wagen? Es läuft schief.

Nachdenklich schüttelt Niels den Kopf und sagt: „Ich habe gesehen, dass du gar nicht besonders erregt warst. Ich dachte, es liegt daran, weil es dir mit mir keinen Spaß mehr macht. Schließlich gab es in letzter Zeit häufiger Probleme mit der Erektion. Deshalb wollte ich es unbedingt durchziehen und die Erektion ausnutzen. Und na klar, kaum denke ich das, vergeht mir nicht nur der Spaß, sondern auch mein Penis wird sofort schlaff." Er schweigt nachdenklich und sagt dann: „Wie schräg ist das eigentlich: Je mehr wir uns bemühen, desto schneller tritt das ein, was wir beide fürchten."

Ich nicke. „Es wirkt so, als ob Sie beide versuchen, den Geschlechtsverkehr ordnungsgemäß durchzuführen. Jeder ignoriert, dass ihn eigentlich etwas irritiert, weil Sie Angst haben, den Ablauf zu stören. Aber man fragt sich, warum eigentlich? Für wen machen Sie denn Sex? Für eine unsichtbare Jury, von der Sie sich am Ende eine maximale Punktzahl erhoffen?" Beide sind sehr nachdenklich, als sie meine Praxis verlassen.

Als sie wiederkommen, hat sich ihre Sexualität deutlich entspannt. Zwar ging Niels Erektion zwischendurch einmal weg, und jeder der beiden stand vor der Frage, ob er versucht, den Geschlechtsverkehr trotzdem durchzuziehen, oder lieber frustriert abbricht. Als Kristin das merkte, öffnete sie die Augen und sah Niels enttäuschten Blick. Sie lächelte ihm zu und plötzlich begannen beide zu lachen. „Schwerer Patzer", sagte Niels und sie nickte: „Das gibt höchstens zwei von sechs möglichen Punkten!" Sie hielten einander im Arm und streichelten sich. Als beide zunehmend erregter wurden, brachten sie einander mit der Hand zum Orgasmus, während sie darüber witzelten, dass sie wegen dieses Verstoßes gegen die Wettbewerbsordnung gewiss disqualifiziert werden würden.

GUTER SEX

Guter Sex kann nur gut sein, wenn er zu den eigenen Wünschen und Gefühlen passt, wenn er für die aktuelle Situation stimmt und wenn durch das Verhalten der beiden Beteiligten eine Gemeinsamkeit entsteht, die beide genießen. Zum Glück können wir alle diese Dinge beeinflussen, weil wir als Menschen keinem instinktgesteuerten Fortpflanzungsprogramm unterworfen sind.

Wollen statt Sollen

Der zweite Fallstrick trägt den Titel „Ich muss wollen". Das ist, wie Sie unschwer erkennen, ein Paradox. Aber eines mit gravierenden Auswirkungen auf die Lust.

Die meisten Paare, die meine Praxis wegen sexueller Probleme aufsuchen, kommen, weil einer von beiden kaum noch Lust hat und der andere mehr oder weniger darunter leidet. Manchmal könnten beide den Zustand auch noch länger ertragen, doch bei ihnen tickt die biologische Uhr, weil ein Kind gewünscht und geplant ist, und in vielen Fällen nehmen beide ihre Irritation ernst: „Ich bin noch zu jung, um ohne Sex zu leben." Auch die Presse hat das Thema der Zeit erkannt. Kaum eine Frauenzeitschrift, die auf einen Aufmacher zum Thema Sex verzichtet. Sie versprechen, den Leserinnen zu gutem, noch besserem und völlig ekstatischem Sex zu verhelfen. Manche dieser Artikel sind sogar richtig gut. Doch andere verwirren mich: Da werde ich zum Beispiel aufgefordert, meine Tabus über Bord zu schmeißen und exotische Techniken, Sextoys oder Sexchats zu nutzen, um meine eingeschlafene Sexualität zu beleben. Um mir die Hemmungen zu nehmen, folgen dann einige Erfahrungsberichte.

> Unter dem Bombardement der Vorschläge für noch besseren Sex schwindet die Lust und wächst der Überdruss. Muss ich überhaupt noch was wollen?

Aber mal im Ernst: Wer von uns braucht denn heute noch eine Erlaubnis beim Sex? Die Zeiten der Tabus sind doch schon lange vorbei. Fragt sich wirklich noch jemand, ob er (oder sie) sich danach sehnen *darf,* gefesselt zu werden oder beim Liebesspiel auf den Liebsten zu urinieren? Es ist doch eher anders herum: Meine Klienten jedenfalls entschuldigen sich dafür, wenn sie die wilden Sexpraktiken nicht in Betracht ziehen, sondern „Blümchensex" bevorzugen. Brauchen die wirklich eine Ermutigung, sexuelle Praktiken zu wollen, auf die sie von selbst so nicht kommen?

Was verboten ist, macht uns scharf?

Aus meiner Erfahrung als Sexualtherapeutin weiß ich, dass ein Tabubruch leider keine Garantie für lustvollen Sex ist. Lust entsteht nicht zwangsläufig, indem Sie irgendetwas tun, was bislang verpönt war oder was so exotisch ist, dass es kaum jemand tut (mal ganz abgesehen davon, dass Sie in Zeiten des Internets immer eine Community finden werden, die sich genau damit beschäftigt). Sondern Lust erwächst aus der Sicherheit, dass Sie genau das hier und jetzt unbedingt und so sehr wollen, dass Sie deshalb auf alle Hemmungen pfeifen. Weil Sie keine Erwartungen erfüllen, keine Pflicht abarbeiten und niemandem etwas beweisen müssen. Sie haben einfach nur hier und jetzt Lust darauf (und wenn alles gut geht, einen anderen Menschen, der diese Lust mit Ihnen teilt). Das und nichts anderes macht diesen „Tabubruch" geil. Hingegen macht ein lauwarmes „Warum nicht, machen ja alle ... Die in ‚Shades of Grey' fährt ja richtig drauf ab ..." die ganze Aktion zu einem abzuhakenden Punkt auf einer inneren To-do-Liste, und statt des versprochenen Prickelns spüren Sie nur noch eine unangenehme Irritation: Wieso bringt mich das nicht in Fahrt?

So bewirken die gut gemeinten Empfehlungen das Gegenteil von dem, was beabsichtigt war. Dies ist nämlich der zweite Fallstrick auf der Reise zu gutem Sex: Es ist schwer etwas zu wollen, wenn man den Eindruck hat, es zu müssen. Sie dürfen und sollen alles ausprobieren. Doch wie finden Sie heraus, was Sie wollen, wenn Sie alles dürfen? Und wer entscheidet eigentlich, was Sie in einer der intimsten Situationen zu tun gedenken?

> Wer entscheidet eigentlich, was Sie in Ihrer Sexualität zu tun gedenken?

Damit wir uns richtig verstehen: Ich will ganz sicher nicht zu der alten Prüderie zurückkehren. Doch wer nach dem Motto „Was verboten ist, macht mich erst richtig scharf" versucht, das eigene Liebesleben zu beflügeln, wird eine Bruchlandung erleben. Sex ohne Tabu ist nichts Gutes an sich. Wenn die Verbote nicht mehr gelten, bedeutet das zunächst einmal nichts weiter, als dass mehr Möglichkeiten zur Verfügung stehen, die mit weniger Aufwand gelebt werden können.

DER ZWEITE FALLSTRICK

Der zweite Fallstrick auf der Reise zu gutem Sex ist die Tatsache, dass es schwer ist, etwas zu wollen, wenn man den Eindruck hat, es zu müssen.

Wir können alles ausprobieren und sollen auch für alles offen sein. Wer Nein sagt, gilt als verklemmt und sollte sich dringend mal locker machen. Doch wenn Sie alles dürfen und sollen, woran merken Sie dann, dass Sie es auch wollen? Das ist gar nicht so einfach.

Es gibt nichts, das wir „wollen müssen". Lust braucht die Sicherheit, sich für das entschieden zu haben, was Sie selbst wollen.

Was mich scharfmacht, entscheide ich

Wann haben Sie das letzte Mal so deutlich gespürt, dass Sie etwas unbedingt wollten? Dass Sie scharf waren und dass es jetzt und hier und sofort sein musste? Und genau das und nichts anderes? Ich bin ziemlich sicher, dass Sie dabei nicht an Sex-Tipp Nummer 75 gedacht haben („Ziehen Sie sich ein Negligé an und sprechen Sie mit verruchter Stimme ..."). Andernfalls hätte das Ihrer Begierde vermutlich einen Dämpfer versetzt. Denn von meinen Klienten und vor allem Klientinnen weiß ich, wie wichtig es ist zu spüren, dass die Lust wirklich die eigene ist.

Das ist schwer, wenn man vor lauter offenen Türen steht. Ich könnte ... Ich sollte vielleicht ... Mein Liebster erwartet bestimmt ... Doch will ich wirklich? Wie kann ich sicher sein, dass es mein eigener Wunsch ist, wenn ich mich den Erwartungen des Partners und der anderen ausgesetzt sehe? Und dazu kommen auch noch meine eigenen Erwartungen an mich als erotisch aufgeschlossene Frau.

Wollen setzt voraus, dass wir wählen können. Wenn Sie guten Sex wollen, dann lernen Sie, zu verwerfen, was Sie nicht anmacht. Schön, dass es so viele Varianten gibt, so ist für jeden etwas dabei. Was regt Sie wirklich an, was mögen Sie? Schwimmen Sie gegen den Strom und beziehen auch verpönte Möglichkeiten in Ihre Überlegungen ein, wie zum Beispiel Blümchensex, Liebe machen oder auch gar kein Sex. „Andere finden Analverkehr geil? Von mir aus, ich nicht. Swingerclubs? Finde ich völlig in Ordnung, aber ich muss das nicht haben." Stehen Sie dazu, dass Sie die angeblich langweilige Missionarsstellung am meisten genießen. Oder einen Blowjob nur dreimal im Jahr machen, wenn Sie wirklich Lust darauf haben. Und lassen Sie als erstes alle Artikel oder Sendungen weg, die Ihnen einreden wollen, dass Sie alles wollen dürfen. Wer will uns denn irgendetwas erlauben? Was wir wirklich schön finden, wollen wir auch ohne Erlaubnis. Und den Rest brauchen wir nun wirklich nicht wollen zu müssen!

Wie viel Erotik braucht guter Sex?

Kommen wir zum dritten Fallstrick mit dem Namen „Erotik gehört dazu". Schauen wir uns einmal genauer an, was Erotik und guter Sex miteinander zu tun haben.

20 Personen sitzen erwartungsvoll im Kreis. Sie alle haben sich zu einem Workshop zum Thema Sexualität im Rahmen der Berliner „Tage der Liebe" angemeldet. „Was macht eigentlich einen guten Liebhaber oder eine gute Liebhaberin aus?" will ich von ihnen wissen. Nachdenkliches Schweigen, doch nach und nach werfen mir die Männer und Frauen der Runde Begriffe zu, die ich an die Tafel schreibe:

Kraftvoll soll er oder sie sein. Natürlich, lebendig, wach und lebensfroh. Selbstverständlich attraktiv, aber auch mit sich in Kontakt und sensibel für den anderen. Offenheit sei wichtig, er oder sie müsse lust- und gefühlvoll sein. Man wünsche sich jemanden, der mutig, ehrlich und zugewandt sei. Auch ein perfektes Timing sei wichtig, der ideale Liebhaber solle auf den richtigen Zeitpunkt warten, und wenn dieser dann da sei, leidenschaftlich und animalisch handeln. Sinnlich, mit gutem Körpergefühl ... den anderen sich ebenfalls körperlich empfinden lassen ... lockend, provozierend, spielerisch, frivol ... in sich ruhend ... lüstern, gierig, reizvoll ... sich zeigend, angstfrei, selbstbewusst ... voller Vorfreude, genussvoll ... scherzend, lachend, entspannt ... zielstrebig und dabei sehr aufmerksam ...

Langsam versiegt der Ideenstrom und die Tafel ist von oben bis unten beschrieben. Nachdenklich lassen es die Teilnehmer auf sich wirken. „Das klingt großartig!“, sagt jemand. „Ja“, seufzt ein anderer, „man kommt nur so selten dazu!“ Doch die Atmosphäre in der Gruppe hat sich unmerklich verändert. Während die Männer und Frauen darüber nachgedacht haben, was für sie wichtig ist, haben sie sich auch daran erinnert, wie es sich anfühlt. Manche haben wache, neugierige Augen, andere sitzen aufrechter auf dem Stuhl.

Der perfekte Liebhaber wartet auf den richtigen Zeitpunkt und handelt dann kraftvoll, leidenschaftlich und animalisch.

Nein, wir fühlen uns nicht jeden Tag erotisch, sinnlich, interessiert. Häufig fühlt es sich so an, als ob wir unseren Alltag im Stand-by-Modus durchlaufen. Doch das andere ist ebenfalls da – als Option. Die Person, die wir auch sein könnten. Wenn wir es wollten, und wenn wir Zeit und Raum dafür schaffen könnten. Oder wenn beides plötzlich von selbst entsteht.

Lisa beschrieb es in einem Einzelgespräch so: „Im Alltag bin ich nur noch am Funktionieren. Ich spüre meinen Körper nicht mehr, blende das Thema Sex völlig aus und bin völlig irritiert, wenn Deniz beginnt, mich zu streicheln. Es kommt mir so unpassend vor, obwohl ich weiß, dass es das nicht ist. Deshalb hat es mich völlig umgehauen, als auf einer Fortbildung ein attraktiver Kollege mir Komplimente machte, mir seine Bewunderung zeigte, und ich plötzlich wieder spürte, dass ich eine Frau war. Ich achte immer auf mein Äußeres, aber jetzt betonte ich meine Attraktivität, schminkte mich und knöpfte meine Bluse nicht so weit zu wie sonst. Ich achtete auf Dinge, die ich normalerweise gar nicht registriere: die Sonne auf meiner Haut, der Duft des Aftershaves meines Kollegen, ich aß sogar bewusster und das Essen schmeckte ganz anders. Ich staunte über mich selbst, denn ich flirtete ganz offen und genoss die Bewunderung, die mir die Kollegen entgegenbrachte. Es war sehr verlockend, auf das Werben von Jens einzugehen, doch das war es gar nicht, was ich wollte. Ich fühlte mich sexy, aber ich musste nicht unbedingt Sex haben. Viel wichtiger war dieses Gefühl, wieder lebendig zu sein. Als ich nach Hause fuhr, habe ich mir vorgenommen, dass ich mich im Alltag nicht wieder so sehr von diesem Zustand abschneiden möchte.“

Die Lust an den Möglichkeiten

Wie Lisas Beschreibung zeigt, ist die Erotik, die sie spürt, etwas anderes als ein Bedürfnis nach Sex. Umgekehrt bedeutet es nicht, dass Sie gezwungen sind, auf Sex zu verzichten, nur weil Sie sich im Alltag nicht erotisch fühlen. Der Vorteil von Beziehungssex ist ja, dass Sie nicht warten müssen, bis alles danach schreit, in einem tiefen Kuss (oder mehr) zu versinken. Sie können sich einfach gemeinsam mit der oder dem Liebsten zu Alltagssex treffen. Sie können Ihre Körper erforschen und einander Vergnügen bereiten, obwohl Ihnen heute Morgen nicht der attraktive Superheld aus dem Badezimmerspiegel zugelächelt hat. Als Frau können Sie Entspannung in einem routinierten Liebesspiel bis zum Orgasmus finden, obwohl Sie den ganzen Tag Ihrem Körper null Aufmerksamkeit geschenkt haben. Wer weiß, vielleicht bringt der Genuss Ihren Körper zum Schwingen, und Sie sitzen morgen mit blitzenden Augen und in einem figurbetonten Kleid in der Teamsitzung.

WAS IST EROTIK?

Laut Wikipedia wird als Erotik „die sinnliche Anziehung zweier Menschen" bezeichnet.

Der „Duden" nennt für Erotik folgende Synonyme: Eros, Liebeskunst, Liebesleben, Sinnenfreude, Sinnenlust, sinnliche Liebe, Sinnlichkeit; Wollust; Laszivität.

Die belgische Sexualtherapeutin und Buchautorin Esther Perel arbeitet mit den Paaren nicht an der Verbesserung der Sexualität, sondern an der Wiederkehr der Erotik. Diese erfordere, neugierig und wach zu bleiben, sich bewusst zu machen, dass man den anderen nie ganz kennt und er immer geheimnisvoll bleiben wird. Sie unterstützt ihre Klienten darin, den Kontakt zu ihrem eigenen erotischen Selbst wieder zu finden, um sich lebendig zu fühlen und wieder spielerisch auf den Partner zuzugehen und einander zu überraschen.

Vielleicht aber auch nicht. Na und? Die Chance besteht. Und damit gehört sie zu Ihrem Potenzial, genau wie alle anderen Möglichkeiten auch. Sie wissen, dass Sie sich attraktiv fühlen können, dass Sie sinnliche Momente kennen und wieder erleben werden. Und in dem Moment, in dem Sie diese Optionen spüren, fühlen Sie sich erotisch. Es hat sehr viel weniger mit dem Partner oder der Partnerin zu tun als viel mehr mit Ihnen selbst. Sie selbst sind die Person, die lustvolle Möglichkeiten hätte und damit spielen kann. Um sich prickelnd, lebendig und vital zu fühlen, müssen Sie nicht auf die erotische Erweckung durch einen Prinzen oder eine Prinzessin warten. Ihr Potenzial ist bereits in Ihnen. Kleidung oder ähnliches sind nur ein Ausdruck, den Sie dafür wählen. Potenzial, das klingt nicht zufällig nach Potenz. Beides stammt von dem lateinischen Wort „können" ab. Können, aber nicht müssen: Das ist der **Spielraum**, den guter Sex braucht. Gut,

> Erotik ist etwas anderes als ein Bedürfnis nach Sex. Sie entsteht durch das Wissen um die sexuellen Möglichkeiten.

wenn Sie um Ihre eigenen Möglichkeiten wissen und immer wieder Zugang dazu finden. Gut, wenn Sie sich frei fühlen, manchmal darauf zu verzichten, weil Sie es sind, der oder die entscheidet, ob, wann und wie Sie Ihr Potenzial nutzen.

Müssen macht lustlos, entscheiden können törnt an! Guter Sex braucht Spielraum.

Denn der dritte Fallstrick auf der Reise zu gutem Sex ist die Hoffnung auf erotische Erweckung, anstatt sich der eigenen sexuellen Potenz bewusst zu werden. Lust entsteht durch diese Verbindung nach innen, nicht durch Äußerlichkeiten.

DER DRITTE FALLSTRICK

Der dritte Fallstrick auf der Reise zu gutem Sex ist die Hoffnung auf erotische Erweckung, anstatt sich der eigenen sexuellen Potenz bewusst zu werden.

Jedoch entsteht Lust durch die Verbindung nach innen, nicht durch Äußerlichkeiten.

Erotischer Genuss erfordert, dass Sie um Ihre Möglichkeiten wissen, ganz gleich, wie Sie sich entscheiden. Er setzt voraus, dass Sie Zugang zu Ihrem erotischen Potenzial haben.

Eine Klientin schenkte ihrem Freund zum Geburtstag erotische Fotos von sich, die sie extra hatte anfertigen lassen. Professionell geschminkt und inszeniert räkelte sie sich in Posen, die wir alle schon tausendmal gesehen haben. Sie war eine schöne Frau, doch die Bilder machten mich traurig. Wo war das, was sie als Persönlichkeit ausmacht? Ihre Ängste, ihre Verletzlichkeit, aber auch ihre wilde Abenteuerlust, über die wir in der Beratung sprachen? Wo war ihre ganz individuelle Erotik? Ganz definitiv nicht in den Dessous, die sie trug und die sie selbst kalt ließen.

Ohne Sie geht gar nichts

Die Reise zu gutem Sex erfordert, dass Sie unterwegs immer wieder Entscheidungen treffen und der Abzweigung folgen, die wirklich für Sie stimmt. Tun Sie das nicht, dann landen Sie in der Einöde der Langeweile, plagen sich im Schmerzgebirge, irren durch die Nebel der Verunsicherung oder bleiben gefangen in der Schlucht der Anspannung. Erotisches Vergnügen ist davon abhängig, ob Sie Ihre Aktivitäten so gestalten, dass sie Sie zufrieden machen. Und dafür ist es wiederum entscheidend, wie Sie mit sich selbst und Ihren Bedürfnissen umgehen.

„Gähn", werden Sie jetzt sagen. „Das weiß ich doch alles. Steht in jedem Psychologieratgeber: Du bist für dein Glück selbst verantwortlich, lebe deinen Traum, geh wohin dein Herz dich trägt, rede mit dem Partner und lass ihn wissen, was du brauchst. Frau Brockhausen, ich sage Ihnen mal, was passiert, wenn ich meine Bedürfnisse formuliere: Mein Schatz sagt einfach Nein! Oder er behauptet, dass mit meinen Bedürfnissen etwas nicht stimmt. Und jetzt?"

Jetzt kommen wir an den Punkt, an dem das Thema Entscheidungen wirklich zum Dreh- und Angelpunkt für lustvolle Sexualität wird. Eigentlich ist die Sache zwar klar: Die „ehelichen Pflichten" sind schon lange passé, die Toleranz für diverse sexuelle Praktiken ist groß. Solange beide Beteiligten einverstanden sind, ist alles erlaubt und geduldet zwischen erwachsenen Menschen. Mit wem ich ins Bett gehe und was dort geschieht, ist allein meine Sache! Mein Körper gehört mir und was mit ihm geschieht, das bestimme immer noch ich allein. Doch leider ist es nicht so einfach. Denn wenn jeder seins macht, ergibt das nicht automatisch guten Sex.

> Das Thema Entscheidungen ist der Dreh- und Angelpunkt für lustvolle Sexualität.

Damit sind wir beim vierten Fallstrick angelangt. Er heißt „Bist du nicht willig". Wir müssen über Bedürfnisse sprechen, über Konflikte und vor allem Kämpfe, die um schönen Sex ausgetragen werden und dazu führen, dass alles immer schlimmer wird.

Unterschiedliche Bedürfnisse

Volker und Simone sind beide Anfang 30, attraktiv, erfolgreich in ihren Berufen. Sie sind seit fünf Jahren verheiratet und gelten in ihrem Freundeskreis als ideales Paar. Dennoch stehen sie kurz vor der Trennung. Grund ist Simones Lustlosigkeit, die für Volker in den letzten zwei Jahren immer schwerer auszuhalten war. Ein Leben ohne Sex ist für ihn nicht vorstellbar und er empfindet es als würdelos, fremdzugehen. „Ich liebe diese Frau und finde sie attraktiv wie am ersten Tag!" erklärte er mir. „Warum soll ich mir eine andere suchen?"

Auch Simone ist ratlos und verzweifelt. Früher war sie sexuell aufgeschlossen, jetzt aber interessiert sie das Thema nicht mehr. Deshalb hat sie häufig ein schlechtes Gewissen, denn sie teilt Volkers Ansicht, dass Sex zu einer guten Beziehung dazugehört. Aber wenn er ihr signalisiert, dass er mit ihr schlafen möchte, empfindet sie nur Erstarrung statt Lust. Manchmal willigt sie dennoch ein, mit ihm ins Bett zu gehen und es gibt Begegnungen, die beide dann sogar als recht schön erleben.

> Das Grundmuster bei Konflikten um unterschiedlich starke Bedürfnisse nach Sex: Der eine produziert immer neue Vorschläge und der andere informiert, dass das leider auch wieder nichts ist.

Doch letztlich ist Volker damit nicht zufrieden. „Ich habe das Gefühl, sie macht das nur, um wieder ein paar Tage Ruhe zu haben", sagt er. „Und dann machen wir auch immer dasselbe. Im letzten Jahr habe ich ihr gesagt, dass ich mir zu Weihnachten nichts weiter wünsche, als dass sie sich mit so einem sexy Weihnachtsfrauenkostüm auf meinen Schoß setzt ... keine Reaktion. Die Dessous, die ich ihr kaufe, liegen unbenutzt im Schrank." Simone seufzt: „Ich weiß auch nicht, was los ist. Früher fand ich Wäsche ja erotisch."

Romantisches Candlelight-Dinner, Whirlpool, Massage, erotische Literatur, Rollenspiele, verschiede Sextechniken, Toys, Experimente … es wirkt, als hätten die beiden jede Empfehlung für guten Sex bereits umgesetzt. Allerdings ohne Erfolg. Während ich ihnen zuhöre, wiederholt sich in ihrer gemeinsamen Erzählung ein Grundmuster: Volker produziert Ideen, um Simones Lust zu wecken, und Simone informiert darüber, dass dieser Versuch leider auch wieder erfolglos ist. Wieso wehrt sie sich nicht gegen seine Entwicklungshilfeversuche? Und wieso ackert er sich seit zwei Jahren an einer offensichtlich unerfüllbaren Aufgabe ab? Was Simone braucht, um Lust zu entwickeln, ist doch zunächst ausschließlich ihre eigene Verantwortung.

Mein Körper gehört – wem eigentlich?

Nicht nur bei Volker und Simone kommt es in solchen Fällen zur Verwirrung. Wem gehört Eriks Körper, wenn Elke angesichts seiner ausbleibenden Erektion tief gekränkt reagiert? Hat sie Anspruch auf einen ausreichend steifen Penis ihres Partners? Wem gehört Simones Körper, wenn Volker ihr beim Zähneputzen an den Busen fasst – mit der Begründung, sie lasse ihn ja sonst nicht mehr ran? Gibt es ein Recht auf sexuelle Kontakte in einer Beziehung? Eine Pflicht, diese zu gewähren? Und bestimmen Sie tatsächlich noch selbst über Ihren eigenen Körper, wenn Sie verzweifelt versuchen eine Norm zu erfüllen, selbst, wenn diese gar nicht dem eigenen Bedürfnis entspricht? Wie zum Beispiel Erik, der verunsichert war, weil er mit Elke an diesem Wochenende noch keinen Sex gehabt hatte. Und der deshalb den Sex auf dem Badewannenrand initiierte, obwohl er bei dem schönen Wetter eigentlich viel lieber mit ihr spazieren gegangen wäre?

Was hat das alles mit Selbstbestimmung zu tun, wenn mich der Wunsch des Partners nach Sex unter Druck setzt, weil ich denke, ich kann nicht schon wieder Nein sagen? Simone zum Beispiel ist so damit beschäftigt, dass sie gar nicht darauf kommt, sich zu fragen, worauf sie eigentlich selbst Lust hat: eine sanfte Umarmung und dann allein mit einem Roman ins Bett? Eine Fußmassage und danach gemeinsam eine DVD anschauen? Zusammen kochen und beim Wein auf der Terrasse von einem spannenden Projekt auf der Arbeit erzählen?

Aber kann ich in einer Liebesbeziehung denn nicht erwarten, dass der andere mir zeigt, dass er mich attraktiv findet und mit mir schlafen will? Gibt es eigentlich so etwas wie ein Recht darauf, begehrt zu sein? Sind Volkers Vorwürfe und Simones Schuldgefühle nicht begründet, weil sie ihm tatsächlich etwas schuldig bleibt? Müsste sie ihn nicht attraktiv finden und deshalb mit ihm schlafen wollen? Vor allem, wo er doch immer Lust auf sie hat?

Andererseits – kann man nicht auch erwarten, dass der andere auf Kopfschmerzen oder schlechte Stimmung Rücksicht nimmt und seine sexuellen Wünsche auch einmal zurückstellt? Welch ein Egoist will denn seine Befriedigung gegen den Willen des anderen durchsetzen? Und was hat das alles noch mit Selbstbestimmung zu tun?

Fragen über Fragen. Wer guten Sex will, sollte sie ernst nehmen.

Zum Glück gezwungen?

Juristisch ist die Pflicht zur regelmäßigen Kopulation zum Vollzug der Ehe vom Tisch. Viele Paare geben sich allerdings ein unausgesprochenes oder auch klar formuliertes Treueversprechen. Für sie ist sexuelle Lust und erotische Erfüllung etwas, was sie exklusiv miteinander und mit niemandem anders erleben wollen. In der Ausgestaltung der Details gibt es jedoch durchaus Unterschiede. Manche erleben bereits einen Flirt oder auch „Fremdknutschen" als Bruch dieser Vereinbarung, andere dagegen ziehen die Grenze erst, wenn bei einem sexuellen Kontakt mit Dritten plötzlich Gefühle ins Spiel kommen.

Doch was passiert, wenn einer der Partner über längere Zeit deutlich weniger Interesse an gemeinsamer Sexualität hat? Dann kommt der andere in Bedrängnis. Sicherlich kann er oder sie sich mittels Selbstbefriedigung helfen, dennoch bleibt ein bitterer Geschmack: So hatte ich mir das eigentlich nicht vorgestellt. Denn in dieser Situation hat das Treuegebot eine anfangs ungeahnte Konsequenz: Wir beide schlafen nicht mehr miteinander und ich darf (oder will) auch nicht mit anderen Sex haben. Ohne dass ich diese Situation selbst gewählt habe, reduziert sich meine Sexualität damit auf Selbstbefriedigung. Aus Monogamie wird Zölibat.

Entsprechend ratlos und frustriert ist Volker. Und der einzige Weg, den er sieht, selbst wieder zufriedener mit seinem Sexualleben zu sein, führt über Simone – im doppelten Sinne des Wortes: Erst wenn sie sich verändert, hat er eine Chance auf Zufriedenheit. Deshalb lässt er nicht locker und sorgt so dafür, dass sie sich immer mehr in die Enge getrieben fühlt und ihre Lust auf ihn noch mehr schwindet. Und dazu kommt: Es reicht nicht, dass sie ihre „ehelichen Pflichten" erfüllt. Beide wollen nur Sex, der beiden Spaß macht. Und das bedeutet: Simone muss *wollen*. Das ist ein Paradox (siehe Seite 127). Jede Prise Zwang sät Zweifel an der eigenen Freiwilligkeit. Sie kann zwar ihm zuliebe mit ihm schlafen, aber sie kann sich nicht zwingen, es auch zu wollen. Daher wird das die Situation nicht besser machen. Denn Volker geht es ja nicht nur um Geschlechtsverkehr, er will spüren, dass sie ihn meint und will. Ganz gleich wie groß Simones schauspielerisches Talent auch ist, Volker wird spüren, dass etwas fehlt. Und beide werden erst recht frustriert sein.

> Wir schlafen nicht mehr miteinander und ich darf auch nicht mit anderen Sex haben. Manchmal wird aus Monogamie ein unfreiwilliges Zölibat.

Das gilt übrigens umgekehrt genauso: Er kann sich zwingen, sie nicht zu bedrängen. Aber er kann nicht verhindern, dass er enttäuscht ist, wenn sie nicht mag. Und deshalb macht es keinen Unterschied, ob er sich zurückhält oder nicht. Simone weiß, dass er will, und das lässt sie misstrauisch werden: Geht es ihm um mich oder will er einfach nur Sex?

Muss ich funktionieren, um geliebt zu werden? (Dieser Gedanke ist meiner Beobachtung nach einer der mächtigsten Lustkiller überhaupt.)

Sowohl Volker als auch Simone haben den Eindruck, nicht mehr frei über sich und ihren Körper entscheiden zu können. Beide leiden darunter, dass ihnen etwas aufgezwungen werden soll, etwas, was für sie nicht stimmt. Und wenn sie sich dagegen wehren, macht das alles noch schlimmer. Je mehr Simone sich von Volker bedrängt fühlt, desto weniger Lust hat sie auf ihn. Je weniger Lust sie hat, desto mehr muss Volker drängen – oder er denkt über die Trennung nach. Was Simone übrigens ebenfalls tut, wenn ihr alles zu viel wird.

WER SICH NAH STEHT, KOMMT SICH INS GEHEGE

Laut Wikipedia bezeichnet **Territorium** einen von Grenzen eingefassten räumlichen Bereich, auf den ein Hoheitsanspruch erhoben wird. Das **Territorialverhalten** eines Tieres oder einer Gruppe von Tieren dient dazu, das eigene Territorium gegen andere Tiere der gleichen Art zu verteidigen und gegen deren Territorien abzugrenzen. Auf diese Weise werden Nahrungs- und Sexualkonkurrenten auf Distanz gehalten. Der Begriff wird auch benutzt, um Verhaltensmuster beim Menschen zu beschreiben. Das Territorialverhalten gehört zu den grundlegenden Mechanismen des Sozialverhaltens bei Mensch und Tier.

Wie das Konzept der Territorien sich auf Liebesbeziehungen auswirkt, habe ich in meinem Buch „Hoheitsgebiete" ausgeführt: In jeder Liebesbeziehung ist es unvermeidbar, dass Paare einander ins Gehege kommen. Wichtige Territorien sind Raum, Zeit, Aufmerksamkeit, Körper, Innenwelt, Verantwortung. Beansprucht ein Partner etwas, was der andere als seins ansieht, wird letzterer sein Territorium entweder verteidigen und es kommt zum Streit. Oder er wird es preisgeben. In beiden Fällen entsteht Feindseligkeit und Misstrauen. Viele Paarkonflikte lassen sich als Revierkämpfe ansehen und klären. Auch alle Konflikte um Macht und Ohnmacht sind meiner Erfahrung nach fast immer auf territoriale Auseinandersetzungen beziehungsweise ihre zerstörerischen Folgen zurückzuführen.

Fighting for Peace

Um gemeinsam schönen Sex zu haben, müssen beide Partner Ja dazu sagen. Wenn einer nicht will, geht es nicht. Obwohl derjenige, der nicht will, mächtiger erscheint, fühlt er sich ebenso ausgeliefert und ohnmächtig wie der andere. Hilflos, frustriert oder voller Schuldgefühle versuchen beide Seiten den Partner irgendwie dazu zu bewegen, sich zu verändern. Wieso kann Volker nicht einfach weniger wollen oder zufrieden mit dem sein, was läuft? Wieso kann Simone nicht mal ein bisschen entspannter sein und es genießen, wenn er sie befriedigt? Klingt scheinbar harmlos, aber täuschen wir uns nicht: Hier tobt ein erbitterter Kampf. Und in diesem Zusammenhang geschehen immer wieder Übergriffe auf das Denken, Fühlen und Wollen des anderen.

> Schönen Sex gemeinsam mit Ihrem Partner können Sie nur haben, wenn beide Ja dazu sagen. Wenn auch nur einer Nein sagt, kann es nicht schön werden.

Die in diesen Auseinandersetzungen verwendeten Waffen habe ich ausführlich in meinem Buch „Hoheitsgebiete" beschrieben. Das Grundprinzip besteht darin, den anderen so lange zu verunsichern, bis er nicht mehr auf seiner Haltung beharrt, sondern nachgibt. Sehr beliebt und besonders erfolgreich im Kampfgebiet Sexualität sind die im Folgenden aufgeführten Strategien.

- **Fremddefinitionen:** „Jeder normale Mensch hat regelmäßig Lust auf Sex. Mit dir stimmt etwas nicht!", „Wenn du mich liebst, begehrst du mich auch!", „Männer sind nun mal so", „Jede Frau bekommt einen Orgasmus", „In einer Beziehung hat man selbstverständlich auch Sex miteinander", „Alle anderen haben zweimal die Woche Sex!" – Solche Sätze definieren, was richtig und normal ist. Und damit legen sie fest, dass derjenige, an den sie gerichtet sind, abweicht, dass also mit ihm etwas nicht stimmt. Damit ist ganz klar, wo die Veränderung ansetzen muss. Sobald Sie eine solche postulierte Wahrheit akzeptieren, haben Sie die Entscheidungshoheit über das Gebiet abgegeben, welches der Partner definiert.

- **Verstärkungstruppen:** Erleichtert wird diese Strategie dadurch, dass es für diese Definitionen mehr als genug Unterstützung gibt. Das gängige (und wie beschrieben unrealistische) Bild in den Medien sorgt dafür, dass sich der Partner tatsächlich abweichend und unzureichend fühlt. Es reicht, wenn wieder irgendwelche Umfrageergebnisse veröffentlicht werden, wer wie häufig und in welcher Form sexuell aktiv ist. Wenn eine Frauenzeitschrift titelt „So werden Sie zur Sexgöttin“, dann ist nicht nur klar, dass sich niemand mit weniger zufrieden geben sollte, sondern es wird auch stillschweigend Interesse an Sex vorausgesetzt. Denn hey – wie wollen Sie eine moderne glückliche Frau sein, wenn Sie den Sexgöttinnenstatus nicht wenigstens anstreben?

  Es gibt viele Möglichkeiten, den Partner oder die Partnerin zu verunsichern und auf diese Weise dazu zu bringen, nachzugeben.

  Freunde, Therapeuten und andere Autoritäten lassen sich ebenfalls zur nachdrücklichen Verstärkung der eigenen Ansprüche heranziehen. „Mein Therapeut hat gesagt, dass du vermutlich eine posttraumatische Belastungsstörung hast, die du aufarbeiten müsstest, bevor du deine Hingabeprobleme auflösen kannst.“ „Laut Fragebogen im Internet sind bei dir sieben von zehn Kriterien für eine Sexsucht erfüllt.“
- **Moralische Überlegenheit:** Noch mal zurück zum Ausgangspunkt. Einer von beiden braucht etwas, was nur der Partner oder die Partnerin geben kann. Und diese/r will nicht. Oder umgekehrt: Der andere braucht etwas und man müsste sich selbst verraten und verbiegen, um es zu erfüllen. Gut, wenn man in diesem Fall die Moral oder Gerechtigkeit auf seiner Seite hat. Zum Glück lässt sich das mit einigen geschickten Wendungen so einrichten: „Wieso lässt du mich so leiden?“, „Wenn du mich um das Gleiche bitte würdest, würde ich es dir selbstverständlich sofort geben!“ Oder andersherum: „Ich käme nie auf die Idee, dich zu belästigen, wenn es dir nicht gut geht!“ Auch wirkungsvoll: „Wie kannst du mich so im Stich lassen!“ Letzteres funktioniert auch umgekehrt:

„Siehst du denn nicht, wie sehr du mich unter Druck setzt?“ Und wenn eine stärkere Dosis nötig ist, dann hilft ein empörtes „Das ist Erpressung!“. Auch „respektlos“, „egoistisch“ und „ungerecht“ haben sich sehr bewährt. Sobald der andere beginnt, Schuldgefühle zu entwickeln oder an der Berechtigung seiner Wünsche zu zweifeln, kann er nicht mehr selbstbewusst dafür eintreten und Sie in Bedrängnis bringen.

- **Verteidigung:** Leider ist der Partner nicht so dumm, als dass er all diese Möglichkeiten nicht auch zu nutzen weiß. Also muss man sich wehren, indem man zum Beispiel den Vorwurf „Du bist ja frigide!“ mit einer Fremddefinition kontert: „Und du bist wohl sexsüchtig!“ Doch auch Hilflosigkeit kann sehr wirkungsvoll sein: „Ich weiß auch nicht, was mit mir los ist, ich würde ja gern, aber es geht einfach nicht!“ Damit sind wir bei der wichtigsten Abwehr: dem Nein. Wie mein Kollege Ulrich Clement und auch David Schnarch sehr richtig feststellten: Der andere hat vielleicht die Definitionsmacht und stellt fest, dass Sie das Problem sind. Aber Sie haben die Macht zu bestimmen, ob er bekommt, was er will.

Doch machen wir uns nichts vor. Mit diesem Ergebnis geht es keinem von beiden gut. Der eine leidet, weil ihm immer noch etwas fehlt. Und der andere lebt mit dem schlechten Gewissen und der Verunsicherung, dass mit ihm etwas nicht stimmt. Fighting for Peace is like fucking for Virginity (Kämpfen für den Frieden ist wie Ficken für Jungfräulichkeit).

> Wenn einer gewinnt, haben beide verloren.

Lustvolle Gemeinsamkeit können Sie nicht gegen den Willen Ihrer oder Ihres Liebsten durchsetzen.

- Selbst wenn Sie sich durchsetzen, bekommen Sie nicht, was Sie wollen. Der andere gibt nach, aber zeigt Ihnen deutlich, wie er das findet. Ich kenne Menschen, die versuchen, diesen „Gnadensex“ (sehr treffender Ausdruck von Ulrich Clement) zu genießen, während sie sich verzweifelt bemühen, den Ausdruck des Widerwillens auf dem Gesicht des Partners zu ignorieren. Geht's noch? Was soll daran schön sein? Hier ist die hässliche Wahrheit für jede Liebesbeziehung: Wenn einer gewinnt, haben beide verloren, denn Gemeinsamkeit können Sie nicht gegen den anderen durchsetzen.

- Feindseligkeit tötet die Lust. Sobald Sie den Eindruck haben, dass Ihr Partner versucht, Sie zu manipulieren und zu etwas zu bringen, was Sie nicht wollen, werden Sie vermutlich eher das Bedürfnis haben, ihm an die Gurgel zu gehen als Zungenküsse auszutauschen. Und selbst wenn es nicht ganz so extrem ist: Warum um Himmels willen sollten Sie Lust auf Sex mit jemandem haben, der Ihnen deutlich vermittelt, dass er Sie so, wie Sie sind, mit Ihren Wünschen und Bedürfnissen, nicht akzeptiert, sondern ganz anders haben will? Lustvoller, aktiver, verführerischer ... Und wenn Sie mehr wollen als der oder die Liebste, dann Hand aufs Herz: Wollen Sie wirklich körperliche Nähe und Sex mit jemandem, dem Sie damit auf die Nerven gehen? Oder geht es (wenn Sie ehrlich sind) nicht viel mehr darum, ein Zeichen zu setzen, dass ein sexloses Leben inakzeptabel ist? Denn wenn Sie schon nicht bekommen, was Sie brauchen, dann soll der oder die Liebste wenigstens nicht denken, das sei völlig in Ordnung, oder?

Mein Körper, meine Sexualität

Es ist vertrackt. David Schnarch spricht in seinem Buch „Intimität und Verlangen" sehr treffend von einem emotionalem Patt. Und genauso erleben es die Paare in meiner Praxis: Die einzige Wahl, die ihnen noch bleibt, ist die zwischen Kampf (= Unglück), Unterwerfung (= Unglück) und Trennung (= Unglück). Und jetzt?

Eine schöne gemeinsame sexuelle Begegnung entsteht nur, wenn beide das wollen, was da geschieht. Die Basis für Lust und Erotik ist die Sicherheit, in jedem Moment selbst zu entscheiden zu können, was mit mir geschieht. Inklusive der Entscheidung, nichts mehr zu kontrollieren und sich dem anderen hinzugeben. Aber wie kommen wir dahin? Indem wir uns frei machen von Zweifeln, Schuldgefühlen und „ich müsste doch ..." und dem Partner gegenüber liebevoll für den schönen Sex eintreten, den wir mit ihm oder ihr erleben wollen. Alles, was Sie dafür brauchen, ist ...

- **Wissen.** Lassen Sie sich nicht verunsichern. Schauen Sie genau hin und besorgen Sie sich verlässliche Information. Die ach so tolle normale Sexualität ist ein Mythos. Durchschnittswerte sind nichts weiter als Durchschnittswerte, die individuelle Abweichung kann ziemlich groß und völlig in Ordnung sein. Und nur, weil etwas möglich wäre, bedeutet das noch lange nicht, dass Sie es auch tun oder haben müssen.
- **Vertrauen.** Vertrauen Sie Ihrer Wahrnehmung. Wenn die sagt, dass etwas für Sie nicht in Ordnung, unangenehm oder wunderbar ist, dann ist es so. Ganz gleich, ob Sie der oder die Einzige auf der Welt sind, dem oder der es so geht.
- **Spüren.** Sie haben einen unbestechlichen Kompass, der Sie durch jede Verunsicherung leiten kann: Was spüren Sie? Was auch immer sich gut anfühlt, ist richtig. Was sich nicht gut anfühlt, ist falsch. So einfach ist das.
- **Kennen.** Bevor Sie sich etwas von anderen über Ihren Körper und Ihre Sexualität erzählen lassen, fragen Sie den absoluten Experten: sich selbst. Gehen Sie auf eine aufregende Forschungsreise und entdecken Sie, was Sie ganz persönlich ausmacht. Ihre Sexualität ist einzigartig. Je besser Sie sich kennen, desto entspannter können Sie Tipps und Forschungsergebnisse zur Kenntnis nehmen und souverän entscheiden, was Sie mit diesen Informationen anfangen.

Sich ernst nehmen

Und darum trete ich so vehement für die eigene Entscheidung ein. In jeder Beratung weise ich darauf hin, wenn wieder eine getroffen werden muss. Sie können natürlich vermeiden, die Verantwortung für Ihr eigenes Wohlbefinden zu übernehmen. Doch auch das ist eine Entscheidung – mit zum Teil weitreichenden Folgen.

Nehmen wir Anja und Tim. Beide sind 30 Jahre alt, sie ist Lehrerin, er arbeitet in einer Computerfirma. Sie sind seit sechs Jahren ein Paar und leben seit vier Jahren zusammen. Anlass der Beratung ist Anjas Unzufriedenheit, denn die Sexualität in der Beziehung ist schon vor drei Jahren eingeschlafen. Tim ist genauso ratlos wie sie. „Es interessiert mich einfach nicht mehr", sagt er. Ein Großteil der Sitzung vergeht damit, dass beide beschreiben, wie hilflos und ohnmächtig sie sich fühlen. Anja hasst sich selbst, wenn sie Tim mit Nörgeleien verfolgt und quasi bettelt, dass er Sex mit ihr hat. Was er ganz selten auch tut. Danach ist sie einerseits entspannt und andererseits wütend, denn sie fühlt sich ihm und seiner Entscheidung völlig ausgeliefert.

Keine Entscheidung treffen ist auch eine Entscheidung.

Ich frage nach, wie es dazu kam, als sie das letzte Mal miteinander Sex hatten. Anja hatte vorher eine Freundin getroffen, die frisch verliebt und nur am Schwärmen war. Das hatte Anja noch einmal das ganze Elend deutlich gemacht, das sie empfand. Frustriert und wütend kam sie nach Hause und machte Tim massive Vorwürfe, wie lange es her sei, dass sie das letzte Mal Sex hatten. Sie flehte ihn an, ihr zu sagen, was sie tun könne, ob sie sich andere Wäsche kaufen solle, ob er auf Rollenspiele stehe, ob er vielleicht schwul sei. Als er nicht antwortete, zog sie sich weinend zurück. Abends im Bett traf sie eine Entscheidung und legte sich nackt zu Tim. Fordernd begann sie ihn zu streicheln und zu stimulieren. Er rührte sich nicht, doch als es zu einer Erektion kam, schliefen die beiden miteinander.

Auf meine Nachfrage brummt Tim, dass er das eigentlich ganz okay fand. Doch Anjas Ton wird wieder klagend: „Wenigstens hatten wir mal wieder Sex! Doch wie soll ich mich denn als Frau begehrt fühlen ..." Ich unterbreche sie: „Fanden Sie das schön, was zwischen Ihnen passiert ist? Haben Sie es genossen?" Sie schaut mich verwirrt an. „Wie soll ich das genießen, wenn ich den Eindruck habe, Tim eigentlich zu vergewaltigen? Aber anders passiert ja gar nichts."

Wieder hake ich nach: „Sie fanden es nicht schön? Warum tun Sie es dann? Was machen Sie da? Und vor allem: Was machen Sie mit sich selbst in diesem Moment?“ Sie wird sehr still und nachdenklich.

In der nächsten Sitzung ergreift Anja als erste das Wort. Ihr Ton ist ganz anders als in den vorangegangenen Sitzungen, ruhiger, auch ein wenig traurig. „Ich habe eine Entscheidung getroffen“, sagt sie zu Tim. „Ich werde dich nicht mehr bedrängen. Wenn du keinen Sex mit mir willst, muss ich das ernst nehmen. Ich würde gern häufiger mit dir schlafen. Doch ich will mich nie wieder so demütigen und mich selbst als lästiges, quengelndes Etwas sehen. Das ist nicht die Sexualität, nach der ich mich sehne.“ Sie lehnt sich zurück. Und plötzlich ist Tim hellwach. Kein Wunder. Anja hat die Verantwortung für sich und ihre sexuellen Bedürfnisse übernommen und eine Entscheidung getroffen. Jetzt muss Tim entscheiden, wie er damit umgehen will.

Wir können nur wählen, wenn es einen Spielraum dafür gibt. Das ist ein wichtiger Teil meiner sexualtherapeutischen Arbeit, diese Spielräume zu eröffnen und auf die Alternativen hinzuweisen, damit meine Klienten und Klientinnen sich mit ihren Optionen und Alternativen ernsthaft auseinandersetzen und zu Entschlüssen kommen, die für sie stimmen. Tim hatte sich dafür entschieden, dass ihm Sex mit Anja viel zu stressig und anstrengend ist, bei all dem beruflichen Druck, den er hat. Doch er hatte sich ihr gegenüber als hilfloses Opfer seiner fehlenden Triebe hingestellt, und sie hatte nicht ernst genommen, was sein Verhalten deutlich ausdrückte. Für sie war ein Leben ohne Sex unannehmbar, umso mehr, als sie sich auch ein Kind wünschte – ebenfalls ein Thema, bei dem Tim sehr vage blieb. Indem sie Tim regelmäßig zu Sex drängte, hatte Anja sich dafür entschieden, die Beziehung nicht infrage zu stellen und Tim auch nicht mit seinem unausgesprochenen Nein zu konfrontieren. Ebenso hatte sie sich dafür entschieden zu ignorieren, wie unbefriedigend und

Wir können nur wählen, wenn es einen Spielraum dafür gibt, wenn wir Alternativen haben.

wenig lustvoll sie diesen Sex fand. Erst als ich sie darauf hinwies, was sie tat und welchen Preis sie dafür bezahlt, beschloss sie, sich selbst und ihre Wünsche ernster zu nehmen. So traf sie eine neue Entscheidung, die dieses Paar plötzlich richtig in Bewegung brachte.

Die nächsten Sitzungen sind hart für die beiden. Es kommt zwar zu sexuellen Begegnungen, doch Anja bleibt in der Rolle derjenigen, die sich beklagt und zählt Tim auf, wie wenig einfühlsam er sie bearbeitet hätte und wie lange sie schon unter der unbefriedigenden Sexualität leide. Tim wird immer stiller. Als ich ihn darauf anspreche, trifft auch er eine wichtige Entscheidung. Er beschließt sich zu öffnen und spricht über seine Unsicherheit und den eigenen Anspruch, es richtig machen zu wollen, ja zu müssen. Anjas Unzufriedenheit ist das Wasser auf die Mühlen seiner Selbstzweifel. Sie hört aufmerksam zu. Sie hat Verständnis für Tim, aber gleichzeitig wächst ihre Angst, sie müsse sich mit schlechtem Sex zufrieden geben. „Wieso?", frage ich sie. „Nur weil Tim unsicher ist? Wer hindert Sie, ihm zu zeigen, wie es für Sie schöner ist?" Sie schüttelt den Kopf. „Schon probiert. Er bekommt es fertig, das Ganze abzubrechen und sich vor den Computer zu setzen."

„Das war, als jeder von Ihnen noch versuchte, das Problem allein zu lösen", sage ich. „Sie, indem Sie Hinweise gaben und sich ärgerten, dass er nicht auf Sie hörte, er, indem er es versuchte, alles richtig zu machen und resignierte, wenn es dennoch nicht gut war. Sie könnten es ja jetzt mal als Team versuchen ..."

Ich erkläre Ihnen, was ich meine, und tatsächlich tut es beiden gut, als Tim sich darauf konzentriert, Anja so zu berühren, wie er es schön findet, und dabei tatsächlich auch verschiedene Berührungen ausprobiert, während sie ihm liebevoll zeigt, was davon ihr besonders gefällt, aber auch, was unangenehm für sie ist. Umgekehrt lässt Tim ihre Berührungen ebenfalls nicht einfach über sich ergehen, sondern versucht herauszufinden, was er mag und was nicht gut für ihn ist. Anja muss zunächst schlucken, wenn er etwas ablehnt, was ihr Spaß macht, doch als sie sieht, dass er andere Dinge wirklich genießt, beginnt sie zu hoffen. Gemeinsam können sie vielleicht einen Weg aus der belastenden Rollenverteilung der Quenglerin und des Neinsagers finden.

DER VIERTE FALLSTRICK

Der vierte Fallstrick auf der Reise zu gutem Sex ist die Überzeugung, dass Gemeinsamkeit entsteht, indem man sich entweder gegen den anderen durchsetzt oder nachgibt.

Doch um gemeinsam schönen Sex zu haben, müssen Sie sich auf Augenhöhe begegnen. Nur wenn beide wollen, was da geschieht, wenn beide in jedem Moment selbst entscheiden können, was Sie tun und mit sich tun lassen, kann eine erfüllende sexuelle Begegnung stattfinden.

Wir können Gemeinsamkeit nicht erzwingen, sondern können sie nur auf der Basis unserer Wahlmöglichkeiten gemeinsam mit dem Partner herstellen.

Das Recht auf schlechten Sex

Ausgerechnet ich als Sexualtherapeutin plädiere übrigens in allen Diskussionen ganz massiv für zwei Dinge:

- Für das Recht, *keinen* Sex zu wollen, ob nur vorübergehend oder für immer. Wenn Sie diese Entscheidung für sich treffen, aber in einer Beziehung mit einem Menschen sind, den diese Entscheidung unglücklich macht, können wir gern daran arbeiten, wie Sie als Paar mit dieser schwierigen Situation umgehen. Ob Sie gemeinsam einen Weg finden, mit dem Sie beide gut leben können.
- Und ja, ich trete dafür ein, dass wir uns ganz bewusst für *schlechten* Sex entscheiden können. Sei es, dass uns das Risiko der Veränderung zu groß, der Aufwand dafür zu hoch, oder das Ganze uns zu unwichtig ist. All das ist Ihr gutes Recht. In einer Beratung würde ich nur dann mit Ihnen arbeiten, wie Sie zu dieser Entscheidung stehen und möglichst nicht Ihren Partner dafür verantwortlich machen, weil Sie das „Klassenziel erfüllte Sexualität" nicht erreichen. Und solange auch Ihr Liebs-

ter oder Ihre Liebste mit dem Sex zufrieden ist, den Sie haben, sehe ich absolut keinen Veränderungsbedarf, sondern würde Ihnen eher meine Hochachtung für diese selbstbewusste Entscheidung aussprechen.

Die Reise zur Lust

Die vier Fallstricke auf der Reise zu gutem Sex haben also alle etwas mit Entscheidungsspielräumen zu tun. Wenn wir sie kennen, können wir es vermeiden, über sie zu stolpern.

- Wir müssen keinem vorgegebenen Paarungsablauf folgen, sondern wir können selbst bestimmen, wie wir eine sexuelle Begegnung gestalten. Wir haben eine Wahl.
- Es gibt nichts, das wir „wollen müssen“. Lust braucht die Sicherheit, sich für das entschieden zu haben, was Sie selbst wollen.
- Wir müssen uns nicht an Erwartungen und Klischees von außen orientieren. Erotischer Genuss erfordert, dass Sie um Ihre Möglichkeiten wissen, ganz gleich, wie Sie sich entscheiden. Er setzt voraus, dass Sie Zugang zu Ihrem erotischen Potenzial haben.
- Wir können Gemeinsamkeit nicht erzwingen, sondern können sie nur auf der Basis unserer Wahlmöglichkeiten gemeinsam mit dem Partner herstellen.

Wer entscheidet was?

Wer entscheidet was? Können Sie sich vorstellen, wie oft diese Frage in Paarberatungen auftaucht? „Du zwingst mir etwas auf!“ oder „Ich stehe mit dem Rücken zur Wand!“ Das höre ich so gut wie in jedem Erstgespräch. Dieses Phänomen, dass in jeder Liebesbeziehung *beide* Partner den anderen als übermächtig empfinden und wir es immer wieder mit zwei Opfern und keinem Täter zu tun habe, hat mich in meinen Büchern „Warum machst du mich nicht glücklich?“ und „Hoheitsgebiete“ beschäftigt. Und denken Sie nicht, dass es beim Sex anders wäre. Warum sollte es auch?

Einerseits beanspruchen wir unser Leben, unseren Körper und unsere Sexualität als unser Territorium, als etwas eigenes, über das wir auch selbst bestimmen wollen. Andererseits sind wir für alles, was wir gemeinsam mit dem oder der Liebsten wollen, darauf angewiesen dass er oder sie es auch will. Und zusätzlich verunsichern uns noch die ganzen kursierenden Vorstellungen, wie Sex eigentlich sein sollte, und wie wir im Bett funktionieren müssten.

> Wir wollen unabhängig sein und selbst über uns bestimmen. Jedoch sind wir in allem, was wir gemeinsam mit dem Liebsten wollen, darauf angewiesen, dass er es auch will.

Wie oft haben Sie schon (mehr oder weniger verzweifelt) versucht, ordnungsgemäß das abzuliefern, was von einem Geliebten erwartet wird? Und wie oft haben Sie sich darüber aufgeregt (innerlich oder auch laut), dass die andere Seite Ihnen schuldig bleibt, was Sie doch wohl zu Recht erwarten können? Ja, es ist schwierig. Und hier sind die Gründe dafür:

- Über mich selbst bestimme ich selbst. Und das ist schwer genug, wenn man dauernd das Gefühl hat, eigentlich nicht so zu ticken, wie man müsste.
- Über dich bestimmst du. Gehen Sie ruhig davon aus, dass, was Sex betrifft, auch der oder die Liebste in manchen Dingen verunsichert ist und an sich selbst zweifelt.
- Gemeinsam können Sie es nur gut haben, wenn es jedem von Ihnen gut geht mit dem, was Sie gerade tun.

Das bedeutet nichts anderes, als dass die Sexualität mit einem Partner ein drittes Territorium ist. Und zwar eins, in dem und über das keiner von Ihnen allein bestimmen kann. Und schon gar nicht können Sie in diesem Terrain irgendetwas *gegen* den anderen durchsetzen. Gemeinsamkeit können Sie nur gestalten, wenn jeder von Ihnen sich selbst ernst nimmt und das, was für ihn stimmt und schön ist, souverän einbringt. Es gilt, den anderen dafür zu gewinnen – und das geht nur, wenn Sie ihn und seine Bedürfnisse ebenfalls ernst nehmen.

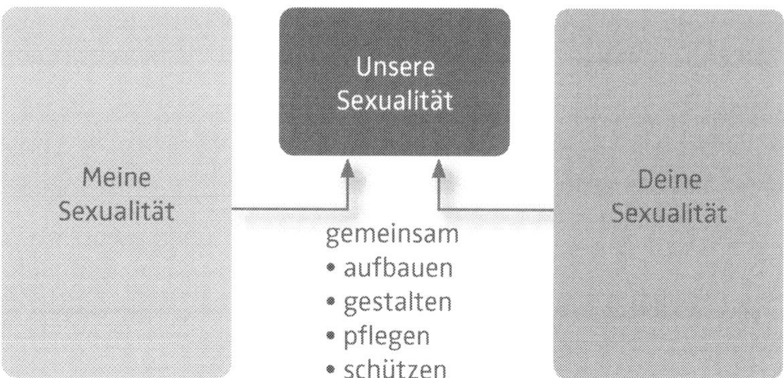

Falls Sie jetzt gruselige Fantasien entwickeln von endlos zähen Verhandlungen über den Sex („Schatz, wäre es für dich okay, wenn ich jetzt deine Brustwarzen küsse?"), dann kann ich Sie beruhigen. Gemeinsamkeit ist etwas anderes als ein Schachern oder ein mühseliges Ringen um Kompromisse. Bei letzteren machen beide Seiten so lange Abstriche, bis der kleinste gemeinsame Nenner gefunden ist. Gähnende Langeweile macht sich breit und die gemeinsame Sexualität schläft ein.

Guter Sex ist aber viel mehr als ein Kompromiss. Im Gegenteil, es ist etwas Neues, etwas, was Sie beide gemeinsam erschaffen und liebevoll ausgestalten können. In den folgenden Kapiteln machen wir uns auf die Reise dorthin. Hier gebe ich Ihnen schon einmal einen Überblick über die wichtigsten Stationen:

- **Abgrenzung gegen Störfaktoren** (Kapitel „Der Weg: Spüren statt funktionieren", ab Seite 74)
  Normen, Erwartungen und scheinbare Selbstverständlichkeiten machen es nicht leicht, den Sex zu genießen, den man hat. Doch jede Fremddefinition (siehe Seite 59), die wir akzeptieren, engt unseren Entscheidungsspielraum ein.
- **Die eigene Sexualität in Besitz nehmen** (Kapitel „Wer bin ich?", ab Seite 156)
  In diesem Kapitel gebe ich Ihnen Hinweise, worauf Sie Ihre Aufmerksamkeit richten können, wenn Sie weniger auf andere und

mehr auf sich selbst hören. Je besser Sie sich kennen, desto leichter fällt Ihnen der Gebrauch des inneren Kompasses. Sie selbst entscheiden, wie Sie Ihre Stärken, Fähigkeiten und Potenziale nutzen wollen.

- **Souverän für sich eintreten** (Kapitel „Kontakt findet an Grenzen statt“, ab Seite 176)
  Unsere Sexualität beruht auf dem, was wir gelernt haben. Auf dem Weg zu gutem Sex braucht es die Bereitschaft, alte einschränkende Überlebensmuster durch passendere zu ersetzen. Die damit verbundene Verunsicherung erfordert Mut. Wie wir souverän Gemeinsamkeit gestalten können, müssen wir alle erst lernen.
- **Entscheidung** (Kapitel „Wer will ich sein?“, ab Seite 191)
  Es gibt viele Dinge, die helfen, den Sex zu zweit lustvoll gemeinsam neu zu erfinden. Doch davor steht die unverzichtbare Entscheidung, es wirklich zu wollen.

Die Schatzinsel

Stellen Sie sich vor, dass Sie auf der Reise zu gutem Sex zunächst eine sichere Basis auf dem Kontinent namens „Ich“ brauchen. Um diese zu errichten, müssen Sie die Fremdlinge von außen vertreiben, die Ihnen erklären wollen, was hier richtig und falsch sein soll. Je nachdem, wie vertraut Sie mit diesem Kontinent sind, kann es wichtig sein, ihn besser kennenzulernen und in Besitz zu nehmen. Im Wissen um den einzigartigen Reichtums dieses Kontinents können Sie dann zu gemeinsamen Lustreisen aufbrechen. Dafür brauchen Sie einen Partner, mit dem gemeinsam Sie eine neue Insel im Ozean schaffen, die Sie auf den Namen „Wir“ taufen.

Ich wünsche Ihnen, dass der Reisegefährte auf seinem Kontinent „Du“ ebenfalls eine sichere Ausgangsbasis besitzt, sodass Sie beide gut gerüstet sind, durch die Klippen und Untiefen zu navigieren, die auf Sie warten, nämlich Unterschiede, Irritationen, Verunsicherung, Erwartung und Enttäuschung.

Wie gut Ihnen das gelingt, ist von drei Dingen abhängig.

1. Es ist wichtig, dass Sie einen Kompass benutzen, der Ihnen verrät, ob der Kurs mit Ihren Bedürfnissen und Gefühlen übereinstimmt. Das hilft Ihnen, angenehme Empfindungen weiterzuverfolgen und die Richtung zu wechseln, wenn Sie an eine Grenze kommen, sei es, dass Sie sich nicht wohlfühlen, sei es, dass etwas schmerzt oder in irgendeiner Weise unangenehm ist.
2. Sie brauchen eine möglichst korrekte Landkarte. Diese haben Sie im Laufe Ihres Lebens entwickelt und Sie haben alle Sackgassen, Wege und Abkürzungen sorgfältig eingezeichnet. Sie bildet Ihre bisherigen Beziehungserfahrungen ab. Wenn Sie zum Beispiel die Erfahrung gemacht habe, anderen Menschen nicht trauen zu können, dann werden die Klippen auf dem Weg zu gutem Sex viel größer eingezeichnet (und mit einer Warnung vor gefräßigen Ungeheuern versehen!) sein, als es in Wirklichkeit der Fall ist. Doch zum Glück lassen sich Karten immer wieder korrigieren und an die reale Landschaft anpassen.
3. Sie brauchen die Fähigkeit zu navigieren – umso mehr, als Sie ja gemeinsam mit einem Partner unterwegs sind. Ein ungeschicktes Wendemanöver kann da schnell Schaden anrichten. Im schlimmsten Fall führen solche Zusammenstöße zu feindlichen Handlungen.

Auf der Insel „Wir" angekommen, laden Sie die schönsten Dinge Ihres Kontinents aus, um aus dem Eiland einen Lustgarten zu machen, den Sie beide gern aufsuchen. Jetzt sind Ihre Fähigkeiten der Kooperation gefragt. Dieses Paradies kann nur von Ihnen gemeinsam geschaffen, gestaltet, gepflegt und geschützt werden. Auch hier wird es Schwierigkeiten geben, die durch die Unterschiede auf beiden Mutterkontinenten bedingt sind. Auch hier muss gut navigiert werden, damit es nicht zu Angriffen und Gegenangriffen kommt, oder zu ein- oder beidseitigem Rückzug. Viele Wir-Inseln werden selten aufgesucht und bleiben öde und karg, andere sind voller tückischer Sümpfe oder Fallstricke, die erfordern, dass die beiden Lustreisenden stets angespannt und wachsam bleiben müssen.

Gut, wenn Sie die Entscheidung getroffen haben, es dennoch zu wollen. Das ermöglicht Ihnen, nicht aufzugeben, falls es einmal schwierig wird, sondern stattdessen Ihr Kartenmaterial zu korrigieren, den Kompass noch häufiger zu Rate zu ziehen und Ihre Navigationsfähigkeiten zu verfeinern, während Sie Ihren Heimatkontinent selbstverständlich nicht vernachlässigen.

Dabei werde ich Sie in den folgenden Kapiteln begleiten.

WEITERDENKEN !

Nehmen Sie Ihr „Reisetagebuch" zur Hand und notieren Sie die Antworten auf folgende Fragen oder nutzen Sie die Arbeitsbögen unter www.desafinado.de/guter-sex-geht-anders.html.

- Wann fühle ich mich erotisch? Wann nicht? Was unterscheidet diese Momente?
- Wann spüre ich beim Sex, dass ich wirklich etwas will? Wann bin ich unsicher? Was unterscheidet diese Momente?
- Wann zweifele ich daran, ob mit mir sexuell alles in Ordnung ist? Was genau lässt mich zweifeln?
- Angenommen, mit mir ist alles in Ordnung, wie lassen sich die Dinge erklären, die mich bislang zweifeln ließen?
- Warum will ich mich eigentlich auf die Reise zu gutem Sex zu machen? Wofür könnte es gut sein, diesen Schritt (noch) zu unterlassen?

Irritiert Sie die letzte Frage? Gut so. Mitunter ist es wichtig, Selbstverständliches in Frage zu stellen. Wie zum Beispiel hier. Manchmal ist einfach nicht der richtige Zeitpunkt für eine Veränderung. Diese Frage hilft Ihnen zu verstehen, dass Verharren angemessen sein kann – und Sie müssen sich in diesem Fall nicht darüber ärgern, dass Sie nicht weiterkommen bei der Verbesserung Ihres Sexuallebens. Statt zu scheitern, legen sie selbstbewusst fest, wann Sie erneut darüber nachdenken, ob der Zeitpunkt für die gewünschten Änderungsschritte gekommen ist.

DER WEG: SPÜREN STATT FUNKTIONIEREN

Sie haben beschlossen, sich auf die Reise zu gutem, alltagstauglichem Sex zu machen? Dann kann es jetzt losgehen: In diesem Kapitel stelle ich Ihnen mein Programm „Die sieben Geheimnisse guter Liebhaber und Liebhaberinnen" vor. Es beschäftigt sich mit den wichtigsten Störfaktoren, die Ihnen das Vergnügen verleiden werden, wenn Sie sie nicht erkennen und ausschalten. Um die Begegnung mit dem oder der Liebsten zu etwas Wunderschönem zu machen, ist es notwendig, ein gesundes Selbstvertrauen und Selbstbewusstsein zu entwickeln.

Die Reise zu gutem Sex

Meine Klienten und Klientinnen unterstütze ich auf der Reise zu alltagstauglichem Sex mit einem Programm, das ich augenzwinkernd als „Die sieben Geheimnisse guter Liebhaber und Liebhaberinnen" bezeichne. Wenn Sie bei dem Wort Liebhaber sofort an Affärensex denken, dann ist das – tja, nicht völlig falsch. Denn die sieben Geheimnisse sollen den Teil in Ihnen ansprechen, der aktiv an Lust und Genuss interessiert ist und der weiß, was er dafür tun kann. Sei es in einer neuen großen Liebe, einer leidenschaftlichen Affäre – oder im Ehebett anlässlich der goldenen Hochzeit.

Vielleicht werden Sie sich wundern, warum ich bei jedem Geheimnis scheinbar immer wieder das Gleiche sage: „Vertrauen Sie Ihrem inneren Kompass. Er ist Ihre einzige zuverlässige Orientierung auf der Reise zu Lust und Genuss." Doch dies ist die Grundlage für das ganze Programm: Um guten Sex zu haben, sollte Sie Ihren inneren Kompass zurate ziehen, indem Sie Ihre Empfindungen, Gefühle und Bedürfnisse ernst nehmen, anstatt sich von allgemeinen Vorstellungen leiten zu lassen, wie Sex zu sein hat.

Für alle, die immer wieder an sich zweifeln, sind die sieben Geheimnisse guter Liebhaber und Liebhaberinnen eine unverzichtbare Unterstützung auf ihrem Weg.

- Das erste Geheimnis: Einzigartig statt normal
- Das zweite Geheimnis: Feinschmecker statt Vielfraß
- Das dritte Geheimnis: Poesie statt Alphabet
- Das vierte Geheimnis: Wohlfühlen statt Leistungssport
- Das fünfte Geheimnis: Forschen statt Gedankenlesen
- Das sechste Geheimnis: Improvisieren statt Kopieren
- Das siebte Geheimnis: Genuss statt Dienstleistung

Das erste Geheimnis: Einzigartig statt normal

„Ein Mensch muss stark genug sein, um sich aus der Eigenart seiner Unvollkommenheit die Vollkommenheit seiner Eigenart zu schmieden." *(Johann Wolfgang von Goethe)*

Das erste Geheimnis greift die Irritation auf, die Sie hoffentlich immer wieder spüren: „Wenn es normal ist, dauernd Lust auf Sex zu haben, warum ist das bei mir nicht so?" „Wenn alle anderen anscheinend auf Fesselspiele abfahren, wieso mag ich es nicht?" „Bin ich nicht normal?" Diese Frage treibt viele Menschen um und kann zu einem Lustkiller werden, wenn Sie es zulassen.

In psychotherapeutischen Ausbildungsseminaren werde ich regelmäßig von den jungen Kollegen und Kolleginnen gefragt, ob es für eine Störung spricht, wenn eine Patientin seit Jahren schon keinen Sex mehr hat, aber darunter gar nicht leidet. Sie fragen, ob sie eine junge Frau bestärken sollen, sich dem Wunsch ihres Partners nach Analverkehr zu verweigern, wenn es sie abstößt, oder ob es gut wäre, sie eher zu ermutigen, es einmal auszuprobieren. Sie sind unsicher, ob sie einen Patienten beruhigen können, dass einmal im Monat Sex noch nicht bedeutet, dass er seine Libido verliert.

Was ist beim Sex „normal"?

Die Frage, was beim Sex eigentlich normal ist, treibt nicht nur meine Seminarteilnehmerinnen und -teilnehmer, sondern ganz viele Menschen um. Schon der Versuch zu beschreiben, was sexuell eigentlich „normal" ist, führt uns allerdings in Teufels Küche: Ist „normal" das, was richtig ist (die Norm, die erfüllt werden muss)? Und was ist die Definition für „richtig" beim Thema Sexualität? Oder ist „normal" einfach nur das, was alle tun? Beziehungsweise das, was der durchschnittliche Sex-User überwiegend tut?

Wie aber findet man heraus, was andere machen und was eigentlich üblich und verbreitet ist? Schließlich erleben wir alle nur einen kleinen Ausschnitt aus der Wirklichkeit, und nicht nur die begrenzte Zahl der eigenen Sexualpartner erlaubt keine Verallgemeinerungen, dazu kommt auch noch die Tatsache, dass wir als Beteiligte ja nicht unbedingt objektive Schlussfolgerungen ziehen können. Wo bekommen wir also die notwendigen Informationen her?

Eine wichtige Rolle bei der Vermittlung eines Bildes von „normaler" Sexualität spielen alle Instanzen, die in Anspruch nehmen, aufklärend und informativ zu sein. Wenn in der „Bravo" unter der Überschrift „Mein erstes Mal" ein 15-jähriges Mädchen ihre lustvollen

Erfahrungen mit mehrfachen Orgasmen beim ersten Geschlechtsverkehr beschreibt, könnte ich zynisch sein und mich freuen, weil damit die Nachfrage nach Sexualberatung auch in den nächsten 20 Jahren gesichert ist. Da ich aber tagtäglich sehe, mit wie viel Leid der Versuch verbunden ist, „normal" zu sein und zu welchen Missbrauch des eigenen Körpers das führen kann, machen mich solche „Tatsachenberichte" ziemlich wütend.

Trotz aller Aufgeklärtheit spricht kaum jemand ehrlich über das, was im Bett geschieht und wie man es erlebt. In den Beratungen höre ich oft: „Das habe ich noch nie jemandem erzählt." Oder auch: „Das hat mich noch nie jemand gefragt." Das hat Konsequenzen. Wenn wir Dinge in Worte fassen, hilft das, sie besser zu verstehen, einzuordnen und mit ihnen umzugehen. Meine Klienten erleben dies als wohltuend, selbst wenn sie nicht sofort auf alle Fragen eine Antwort haben. Denn sie haben noch nie bewusst auf ihre Empfindungen geachtet oder beginnen jetzt das erste Mal, über bestimmte Dinge nachzudenken.

Trotz aller Aufgeklärtheit spricht kaum jemand ehrlich über das, was im Bett geschieht und wie man es erlebt.

Umso größer ist das Interesse an „Tatsachenberichten". Diese ermöglichen eine Orientierung, und indem wir uns mit dem Geschilderten vergleichen, erfahren wir mehr darüber, wer wir sind und wie wir im Bett ticken. Doch jedes Material, welches zum Thema Sex existiert, wurde in einer bestimmten Absicht hergestellt. Es zeigt eben *nicht* Sex und Nichtsex in „freier Wildbahn". Bevor Sie alles für bare Münze nehmen, sollten Sie sich bewusst machen, dass es in den Medien überwiegend nicht darum geht, ein realistisches Bild von Sex zu zeigen, sondern dass Sexualität gezielt inszeniert wird, um einen bestimmten Zweck zu erfüllen:

- In Spielfilmen geht es um die Erzeugung und Vertiefung der Filmatmosphäre.
- In Talkshows geht es um Aufmerksamkeit und das Auslösen von starken Gefühlsreaktionen bei den Zuschauern.

- Die Printmedien wollen nicht vorrangig aufklären, sondern sie wollen verkaufen. Das ist völlig legitim. Und Sex ist ein Thema, das immer noch zieht.
- Die Werbung nutzt nackte Körper und sexuell konnotierte Dinge, um Aufmerksamkeit zu wecken.

Trotzdem ziehen wir aus diesen Darstellungen unsere Schlussfolgerungen darüber, was normal ist. Wie zum Beispiel, dass normale Menschen regelmäßig Sex wollen und haben, dass dieser Sex abwechslungsreich und lustvoll ist, und dass er normalerweise ohne große Störung abläuft. Man könnte auch auf die Idee kommen, dass nur attraktive Menschen Sex haben und dass Männer und Frauen dabei unterschiedliche Rollen einnehmen, die in Ausnahmefällen gebrochen werden dürfen, solange das Verhältnis nicht grundsätzlich in Frage gestellt wird.

> Die Medien zeigen kein realistisches Bild von Sex, sondern hier wird Sexualität gezielt inszeniert, um einen bestimmten Zweck zu erfüllen.

Vom Wert sexualwissenschaftlicher Umfragen

Sollte man sich bei der Suche nach vertrauenswürdigen Informationen also besser an wissenschaftliche Untersuchungen halten? Diese werden schließlich von Fachleuten durchgeführt und die Daten mit hohem Aufwand und finanziellem Einsatz gewonnen. Doch auch hier ist die Aussagekraft tatsächlich begrenzt. Die Gefahr ist groß, dass an einer Befragung zum Thema Sexualität vornehmlich Menschen teilnehmen, die diesem Thema offen gegenüberstehen. Das Fehlen der anderen verfälscht allerdings mit Sicherheit das Ergebnis.

Zusätzlich kommt es bei den Antworten zu Verzerrungen. Angenommen es wird nach der Häufigkeit sexueller Kontakte gefragt. Was würden Sie ankreuzen? Waren es in den letzten Monaten drei oder vier? Sechs oder acht? Zählen die beiden abgebrochenen Versuche dazu oder nicht? Es ist nicht auszuschließen, dass die Probanden ihre Antworten in eine Richtung bereinigen, von der sie annehmen, dass diese „normal" sei („Ich kreuze mal zehn an."). Dann gibt eine Untersuchung bestenfalls darüber Auskunft, was Menschen glauben, was sie machen sollten – aber nicht über das, was sie wirklich tun.

Überhaupt sollte man, bevor man sich mit den Ergebnissen einer Umfrage beschäftigt, zunächst einmal den Auftraggeber und seine Interessen unter die Lupe nehmen. Eine Pharmafirma, die die Vermarktbarkeit eines neuen Medikamentes überprüft, hat kein Interesse daran, herauszufinden, dass Zeiten von Lustlosigkeit oder gelegentliche Erektionsprobleme für die meisten Menschen kein Problem sind, sondern ganz realistisch als völlig normal empfunden werden. Also wird die Frage entsprechend formuliert: „Haben Sie in den letzten zwölf Monaten eine der folgenden Erfahrungen gemacht: ausbleibende Lust auf Sexualität, ausbleibende Erektion, ausbleibender Orgasmus ...?" Das ergibt eine dramatische „Durchseuchung" der Bevölkerung mit sexuellen Funktionsstörungen von bis zu 40 Prozent. Es wird also höchste Zeit, dass jemand ein Medikament dagegen erfindet. Ganz anders sähe das Ergebnis aus, wenn gefragt würde: „Haben Sie in den letzten zwölf Monaten eine längere Phase erlebt ohne Lust auf Sex, ohne Erektion, ohne Orgasmus ... *und haben Sie darunter gelitten?*" Bei der ersten Hälfte der Frage trifft man vermutlich wieder auf 40 Prozent Zustimmung – doch der Anteil der Personen, die wirklich unter diesen Erfahrungen leiden, wird deutlich kleiner sein.

Weitere Informationen finden Sie unter
www.desafinado.de/guter-sex-geht-anders.html, Anmerkung 3

In Berlin hing 2009 ein Plakat in den U-Bahnen, auf dem es sinngemäß hieß: Keine Lust auf Sexualität? Nachlassendes Interesse? Dann gehören auch Sie womöglich zu den 35 Prozent Frauen mit einem Hyposexualdesiresyndrom (HSDS) ... Diese Werbung für eine pharmazeutische Studie gehorcht dem Grundprinzip jedes Reklamefeldzuges: „Produziere ein Problem und verkaufe die Lösung dafür!" Die Erfindung des HSDS schafft ein Krankheitsbewusstsein bei den potenziellen Konsumentinnen, für deren „Heilung" die Firma dann genau das Richtige parat hat.

Doch es gibt auch seriöse Studien, die die Realität genauer abbilden. Ihre Ergebnisse zeigen seit den Zeiten von Kinsey, dass es ein breites Spektrum sexueller Verhaltensweisen gibt. Verblüffend ist, wie aus diesem Befund wieder eine neue Norm wurde: Anstatt dass er Menschen ermuntert, zu ihren individuellen Vorlieben zu stehen, verlangen sie zunehmend von sich, für alles oder zumindest möglichst viel offen zu sein. Aus „So kann es sein" wird „So muss es sein".

Aus „So kann es sein" wird „So muss es sein".

Dabei ging es den Pionieren der Sexualforschung ursprünglich um Erkenntnisgewinn und um eine Befreiung von engen moralischen Normen: Noch in den 1950er-Jahren ging man zum Beispiel davon aus, dass normale Menschen keinen Oralverkehr haben. Doch kaum fand die Sexualwissenschaft heraus, dass viele Paare Cunnilingus und Fellatio praktizieren und mögen, passierte etwas Erstaunliches: Die alte Norm „das macht man nicht" wird ersetzt durch eine neue. Anstatt dass das Forschungsergebnis entlastend wirkt oder neue Möglichkeiten eröffnet im Sinne von „das kann man machen", wird plötzlich Oralverkehr zur Pflicht: „Alle machen das".

Inszenierte Realität: Pornos

In den letzten 15 Jahren sind Pornos gesellschaftsfähig geworden. Es gibt Filmfestivals, die sich mit diesem Genre beschäftigen, in Zeitschriften wird offen über die Tatsache und die mögliche Folgen des Pornokonsums diskutiert. Sexualpädagogen stellen bei ihrer Arbeit mit Schulklassen fest, dass einschlägige URL-Adressen durchaus für

Minderjährige erreichbar und bei diesen auch bekannt und verbreitet sind. Pornos sind heute Teil der Sexualaufklärung. Viele, vor allem jüngere Paare haben Pornos bereits zur Bereicherung ihres Sexuallebens genutzt, wenn auch mit unterschiedlichem Erfolg.

Weitere Informationen finden Sie unter www.desafinado.de/guter-sex-geht-anders.html, Anmerkung 4

Dies führt zu erneuter Verunsicherung: Was, wenn es mir nicht gelingt, das im Bett umzusetzen, was ich aus den Pornos kenne? Muss ich mich so verhalten wie die Protagonisten in den Pornos, auch wenn ich es nicht schön finde? Erwartet der Partner oder die Partnerin, dass ich mich so verhalte? Was stimmt nicht mit mir, wenn mich das nicht anmacht? Oder wenn der andere nicht so abgeht, wie es doch eigentlich sein müsste? Schönheitsoperationen an Genitalien sind ein Wachstumsbereich in der ästhetischen Chirurgie und zeigen, dass inzwischen auch für diesen Bereich Normen und Schönheitsideale entstehen.

Pornos haben Einfluss auf das, was Paare beim Sex machen. Wie sehr, lässt sich nicht statistisch signifikant belegen (Seite 78), aber in meinem Beratungsalltag stelle ich fest, dass sich seit 1985, als ich begonnen habe, die Themen deutlich verändert haben.

Während früher zum Beispiel der Coitus interruptus (Abbruch des Geschlechtsverkehrs, damit der Samenerguss außerhalb der Scheide erfolgt) als lusttötende und unzuverlässige Verhütungsmethode angesehen wurde, auf die man nur im Notfall zurückgriff, wird er heute von manchen Männern als lustvolle Körperbeherrschung und erregungssteigernder Reiz einbezogen. Vorbild ist der „Pre-shot" im Porno, bei dem mit dem sichtbaren Ejakulieren außerhalb des Körpers der Protagonistin bewiesen wird, dass jetzt ein echter Orgasmus stattfindet. Bei porno-unerfahrenen Partnerinnen führt dieses Verhalten übrigens nicht selten zu großer Verwirrung.

Eine andere Praxisbeobachtung zeigt, dass bei Männern, die lange keine Beziehung hatten und ihre Sexualität jahrelang ausschließlich über Selbstbefriedigung mit Pornokonsum gelebt haben, massive Schwierigkeiten auftreten können, wenn sie wieder „Real-Life“-Sex haben. Die gewohnten und gelernten Befriedigungswege funktionieren nicht, denn anders als beim pornografischen Material kommt das reale Gegenüber in diesem Fall als unkontrollierbarer Störfaktor ins Spiel.

Richtig problematisch wird es, wenn der Betroffene nicht weiß, dass dies kein Versagen, sondern völlig normal ist: Sex mit einem echten Menschen ist einfach etwas anderes als die gewohnte Porno-Selbstbefriedigungsschleife. Plötzlich feuern die Neuronen auf allen Sinnenkanälen, und die Stimulierung durch die andere Person ist viel intensiver als das gemütliche Reiben an sich selbst. Anstatt nur zuzuschauen, geht es jetzt auch darum, etwas miteinander zu machen und sich abzustimmen, wie das geschieht. Da kann der Körper sich die ersten Male schon überfordert fühlen, vor lauter Aufregung kann die Erektion versagen oder es kommt extrem schnell zum Samenerguss, oder aber er kann in dieser ungewohnten Situation den entspannten Kick für den Orgasmus nicht finden.

Das ist kein Problem, wenn der Mann bereit ist zu akzeptieren, dass er gerade etwas Neues lernt und er dafür nur begrenzt auf die Erfahrungen der Selbstbefriedigung zurückgreifen kann. Dann kann er sich durch die Reaktionen des Körpers leiten lassen: Was fühlt sich gut an, was ist schön, was nicht? Was kann er tun oder sich von dem realen Menschen in seinem Bett wünschen, damit es noch lustvoller wird? Wie formuliert man so was und wie findet man heraus, was beiden Spaß macht?

Eine weitere Beobachtung, die ich immer häufiger mache, ist die, dass Menschen über 40 in den Beratungen relativ schnell bereit sind, mir als Autorität zu vertrauen, wenn ich erkläre, was aufgrund anatomischer, physiologischer oder wissenschaftlich beobachteter Tatsachen beim Sex geht oder nicht geht. So erläutere ich zum Beispiel, dass für zwei Drittel aller Frauen ein Orgasmus allein durch Geschlechtsverkehr ohne zusätzliche Liebkosung der Klitoris gar nicht möglich ist.

Bei Menschen unter 30 treffe ich dagegen regelmäßig auf eine tiefe Skepsis. Diese Generation ist mit dem Internet aufgewachsen und ziemlich pornoerfahren. Das bedeutet, ihr Bild von normalem Sex ist geprägt von Inszenierungen, in denen es nicht um realistische Dokumentation, sondern um bebilderte Fantasien zum Zwecke maximaler Erregung geht. Aus diesen Bildern haben sie zum großen Teil verinnerlicht, dass Fesselspiele, Anal- und Oralverkehr zu normalem Sex dazugehören und für alle Beteiligten ungeheuer erregend sind. Ebenfalls ist der Eindruck entstanden, dass ein vaginaler Geschlechtsverkehr der Frau selbstverständlich Orgasmen verschafft, vor allem, wenn er richtig (nämlich hart und tief) ausgeführt wird, und dass es für Frauen und Männer das Größte ist, wenn man(n) in möglichst viele Körperöffnungen eindringt.

Sollten Sie zu dieser Generation gehören, haben Sie jetzt ein Problem. Sie müssen sich nämlich entscheiden, wem Sie glauben wollen: den verzerrten Informationen, aus denen Ihre Vorstellung von „normalem“ Sex besteht, oder Ihrem Körper, der Ihnen möglicherweise sehr deutlich zeigt, dass es so nicht funktioniert.

Seit wann ist Anpassung sexy?

Doch selbst wenn es möglich wäre, sicher zu wissen, was normal und üblich ist in der Sexualität – was würde es eigentlich verändern? Wäre Volker wirklich entspannter, wenn er wüsste, dass andere Paare auch nicht häufiger Sex haben? Oder würde er nicht doch immer noch unter dem Gefühl leiden, von Simone körperlich nicht richtig gewollt zu sein? Wäre seine Unzufriedenheit Simone egal, wenn sie die Bestätigung hätte, völlig normal zu sein? Vermutlich nicht.

Und Sie selbst? Angenommen, es wäre Ihnen gelungen, herauszufinden, was beim Sex normal ist – was hätte das für Konsequenzen? Würden Sie sich ab jetzt streng nach Vorschrift verhalten? Keine weitere Normabweichung? Oder würden Sie alles „Normale" in Zukunft meiden, um wirklich individuell zu sein? Warum eigentlich? Und was tun Sie, wenn Ihr Körper Ihnen unmissverständlich klar macht: „Okay, von mir aus liebt es der bundesdeutsche Durchschnitt aller Männer zwischen 20 und 60, oral befriedigt zu werden. Aber ich liebe es nicht! Ich finde es langweilig, merkwürdig, kalt und kitzelig! Sorg bitte dafür, dass das aufhört und dass dieser Mensch da unten dich mal anständig in den Arm nimmt!"

Der Versuch, beim Sex „normal" zu funktionieren, ist die häufigste Ursache für sexuelle Probleme und erotische Missverständnisse. Es käme uns zwar absurd vor, bei unserer ersten Verabredung mit einem neuen Geliebten einfach den Kaffee mit drei Stückchen Zucker zu servieren, nur weil es normal ist und sein Vorgänger ihn so mochte – aber in der Sexualität tun wir oft genau das. Wir orientieren uns an dem, was wir für normal halten, sei es aufgrund unserer bisherigen Erfahrungen oder aufgrund von Gelesenem, Gehörten und Gesehenen. Schön, wenn wir damit richtig liegen. Aber machen Sie sich nichts vor – das ist die große Ausnahme: So wie unser Aussehen, unsere Interessen, unser Geschmack und unsere Vorlieben, so ist auch unsere Sexualität einzigartig!

Normal ist übrigens auch, dass sich zwei Menschen immer irgendwo in ihren Wünschen, Bedürfnissen und Vorlieben unterscheiden – und das ist ja genau das, was Begegnungen spannend und anregend machen kann, vorausgesetzt, Sie lassen sich nicht davon irritieren, dass der andere plötzlich ganz anders reagiert als erwartet. Insofern ist die Frage, was normal ist, eigentlich nur dann interessant, wenn Sie die Antwort als Argument in einer Auseinandersetzung mit dem uneinsichtigen Partner benutzen wollen, um ihn dazu zu bringen, auf Ihre Wünsche einzugehen. (Guten Sex werden Sie allerdings so nicht haben.)

Denken wir wieder ans Essen, auch ein „Gelüst“: Anders als beim Sex ist hier so gut wie jedem klar, dass die Geschmäcker verschieden sind. Und dass sich das, worauf man Appetit hat, von Tag zu Tag verändern kann. Niemand empfindet das als Problem. Wenn wir gemeinsam essen gehen wollen, einigen wir uns zwar, ob es heute eher italienisch oder chinesisch sein soll, aber im Restaurant wählt jeder das, wonach ihm am meisten ist – die beste Voraussetzung, damit wir das Essen dann auch wirklich genießen. Wie schön, wenn sich die Chance ergibt, vom Teller des anderen zu kosten und vielleicht neue und ungewohnte Geschmacksrichtungen kennenzulernen. Das ist doch viel anregender, als gemeinsam das Tagesmenü zu ordern und pflichtbewusst zu verspeisen, nur weil dies die normale und angemessene Kost sein soll. Oder dauernd neue exotische Gerichte zu bestellen, von denen eins noch aufregender sein soll als das vorhergehende. Oder sich jedes Mal mit dem Leibgericht des Vorgängers zufrieden zu geben.

Normal ist, dass wir alle einzigartig sind.

SEIEN SIE EINZIGARTIG STATT NORMAL

- Was beim Sex normal ist, lässt sich nicht durch die eigenen sexuellen Erfahrungen erfassen. Also versuchen wir uns ein Bild aus den uns zugänglichen Informationen zu machen.
- Diese sind allerdings wenig zuverlässig und vermitteln uns nur, was andere für normal halten.
- Für guten Sex ist es nicht wichtig zu wissen, was andere machen und ob man davon abweicht oder nicht. Sondern viel entscheidender ist die Frage, was Sie wollen und was Ihnen gefällt.

Das heißt für Sie: Lassen Sie sich von dem, was für andere normal ist, nicht beirren. Orientieren Sie sich an Ihrem inneren Kompass – folgen Sie Ihrer Einzigartigkeit.

Gehen Sie also von der Verschiedenheit der Geschmäcker aus – und von ihrer Veränderlichkeit. Sonst ergeht es Ihnen möglicherweise so wie Birgit und Axel, beide Mitte 50. In der Sexualtherapie offenbarte Axel auf Nachfrage, wie sehr er sich seit langem wünsche, dass Birgit nicht nur den Penis, sondern auch seine Hoden massiere. Birgit reagierte völlig verblüfft: „Aber du hast doch mal gesagt, du magst das nicht!" „Ja" antwortete Axel kleinlaut, „aber das war vor 20 Jahren."

! WEITERDENKEN

Nehmen Sie Ihr „Reisetagebuch" zur Hand und notieren Sie die Antworten auf folgende Fragen oder nutzen Sie die Arbeitsbögen unter www.desafinado.de/guter-sex-geht-anders.html.

- Wo empfinde ich mich als normal, was Sex betrifft?
- Wo bin ich vermutlich anders als andere?
- Was davon finde ich gut?
- Was davon finde ich schwierig?

Es ist leicht gesagt, man solle sich von äußeren Erwartungen und Normen nicht beeinflussen lassen. Tatsache ist aber, dass es uns unruhig macht, wenn das, was wir spüren, nicht zu dem passt, von dem wir denken, dass wir es spüren sollten. Deshalb ist es wichtig zu lernen, mit dieser Anspannung umzugehen. Dafür müssen Sie zunächst beides wahrnehmen: das, was sein sollte, und das, was ist.

Wenn Sie die folgende Übung regelmäßig machen, wird es Ihnen zunehmend leichter fallen, die Normen und Ansprüche von außen zu akzeptieren, und dann ganz gelassen Ihren inneren Kompass zu befragen um sich zu entscheiden, wie Sie auf die Erwartung von außen reagieren wollen.

Zwei Minuten Achtsamkeit

Kommen Sie „zu sich“: Richten Sie Ihre ganze Aufmerksamkeit für zwei Minuten auf Ihre Atmung, Ihre Körperhaltung, Ihre Umgebung, Ihre Sinneseindrücke.

Machen Sie diese kleine Übung, wann immer Sie daran denken. Wenn Sie sich an den Frühstückstisch setzen oder bevor Sie Ihren Computer anschalten, wenn Sie zum Bäcker gehen oder wenn Sie an der Ampel stehen. Und weil Sie nicht immer daran denken, schadet es nicht, eine kleine Routine einzuführen, indem Sie eine Situation auswählen und ganz bewusst jedes Mal, sobald sie eintritt diese Übung durchführen: Beobachten Sie, wie der Atem fließt. Spüren Sie den Gehweg unter Ihren Schritten, den Stuhl unter und den Tisch vor sich, oder den Stoff der Hosentaschen an Ihren Händen. Nehmen Sie die Temperatur der Luft und die Geräusche um Sie herum wahr. Wenn Ihnen Gedanken durch den Kopf gehen, lassen Sie diese einfach an sich vorbeilaufen und richten Sie Ihre Aufmerksamkeit erneut auf Ihren Atem, Ihren Körper und die Sinneseindrücke um Sie herum.

In diesen kurzen Momenten spüren Sie sich so, wie Sie sind. Ohne „ich sollte, ich müsste, ich könnte“. Machen Sie ein festes Ritual daraus. Es wird Ihnen helfen, sich auch beim Sex auf diesen einzigartigen Moment und Ihre ganz individuellen Empfindungen zu konzentrieren anstatt sich mit dem zu vergleichen, was doch angeblich normal wäre.

Das zweite Geheimnis: Feinschmecker statt Vielfraß

Beim zweiten Geheimnis geht es um die Tatsache, dass unser sexueller Appetit schwanken kann. Wer dennoch versucht, das zu erfüllen, was angeblich „dazugehört“, wird den Sex zunehmend als unbefriedigend empfinden. Zu Recht!

Brave Kinder essen den Teller leer

Wenn ich manchen Menschen zuhöre, kommt mir der Gedanke, Sex ist so etwas wie ein Standardmenü, das immer und ganz regelmäßig in derselben Form genossen werden muss, nämlich:

- Vorspeise = Vorspiel
- Hauptgericht = der „Akt an sich“ = Geschlechtsverkehr
- Nachspeise = Nachspiel

Wobei für den „Alltagshunger“ Vor- und Nachspeise notfalls auch wegfallen können, aber wirklich nur, wenn es nicht anders geht. Das ist insofern eigenartig, weil die meisten Menschen beim Essen sehr viel entspannter als beim Sex mit der Tatsache umgehen, dass sie nicht jeden Tag gleich viel Hunger haben. Und dass sie es ganz normal finden, nicht jeden Tag auf das Gleiche Appetit zu haben. Manchmal reicht eine Vorspeise. Manchmal packt einen die Lust auf etwas Süßes und damit auf eine doppelte Portion Nachtisch. Manchmal genügt ein leichtes Hauptgericht. An anderen Tagen muss es wirklich das ganze Menü sein, in aller Ausgiebigkeit. Und wenn zwischendurch der Hunger einsetzt, dann stürmen die einen den Bioladen für eine Dinkel-Spinat-Stange, während andere sich im Fast-Food-Restaurant einen Hamburger gönnen – oder bei Heißhunger auch zwei, mit Pommes und Milkshake.

DER SEXUELLE REAKTIONSZYKLUS

Der sexuelle Reaktionszyklus wurde in den 1960er-Jahren von Masters und Johnson in vier Phasen eingeteilt:

In der **Erregungsphase** ist der Blutfluss in den Genitalien verstärkt. Diese Phase kann einige Minuten bis zu einer Stunde oder länger anhalten. Puls und Blutdruck steigen an, die Haut wird stärker durchblutet. Bei Frauen schwellen Klitoris, Schamlippen und Brustwarzen an und die Geschlechtsteile werden feucht. Bei Männern wird der Penis steif.

Während der darauf folgenden **Plateauphase** wird ein individuell verschiedenes Ausmaß an Erregung erreicht. Die Muskeln spannen sich an, Puls und Blutdruck steigen weiter.

Die **Orgasmusphase** markiert die größte Intensität der Lustempfindung. Der Orgasmus dauert bei Männern und Frauen durchschnittlich einige Sekunden. Es kommt zu unwillkürlichen, rhythmischen Muskelkontraktionen in der Genital- und Analregion. Ein durchschnittlicher Orgasmus besteht aus etwa 5, ein intensiver Orgasmus aus 10 bis 15 Kontraktionen. Während des Orgasmus ejakuliert der Mann in der Regel, es ist jedoch auch ein Orgasmus ohne Spermaausstoß möglich. Frauen können beim Orgasmus eine klare Flüssigkeit absondern. Das alles geht einher mit der nochmaligen Steigerung der Frequenz des Herzschlags, einem Anstieg des Blutdrucks sowie einer Beschleunigung der Atmung. Es mündet in einem Höhepunkt der Herz-, Kreislauf- und Atmungstätigkeit, teilweise auch in einem kurzen Bewusstseinsverlust.

In der **Rückbildungsphase** kehrt der Körper zur normalen Herz-Kreislauf-Funktion zurück. Blutdruck und Atmung werden wieder auf Normalwerte reguliert. Der Penis bei Männern sowie Schamlippen, Klitoris und Brustwarzen bei Frauen schwellen ab.

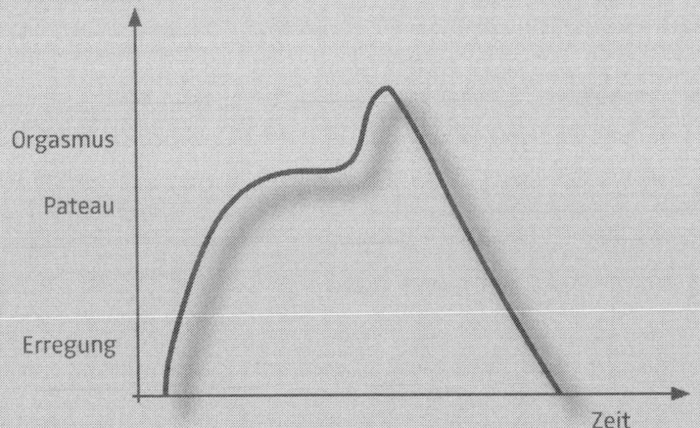

Nur beim Sex scheint die Abfolge ziemlich unantastbar. Orgasmus ist ein Muss und der Samenerguss kennzeichnet einen ordnungsgemäß abgeschlossenen Geschlechtsverkehr. Masters und Johnson haben zwar herausgefunden, dass ungestörte und angemessene Stimulierung zu einem kontinuierlichen Anstieg der Erregung bis zur Entladung im Orgasmus führt (siehe Kasten „Der sexuelle Reaktionszyklus"). Doch was sagt das über die Sexualität im realen Leben aus? Wer jemals Sex hatte, weiß, dass die Erregungskurven sehr unterschiedlich verlaufen können und nicht jedes Mal mit einem Orgasmus enden müssen.

Zum Glück sind wir nicht verpflichtet, diese vier Phasen ordnungsgemäß zu durchlaufen. Es wäre ja auch nur dann sinnvoll, wenn der Orgasmus das einzige Ziel der Betätigung wäre. Und selbst das stimmt nicht! Angenommen, Sie wollen Ihren Kreislauf in Schwung bringen. Jeder weiß, dass das am schnellsten und effektiv gelingt, wenn Sie entweder seilspringen oder die gehasste „Hampelmann"-Übung aus dem Sportunterricht machen. Spaß ist allerdings etwas anders. Die meisten Menschen ziehen deshalb andere Sportarten vor, wie laufen, schwimmen oder zu toller Musik tanzen, auch wenn das Ziel lange nicht ganz so schnell und effektiv erreicht wird.

Dennoch ist aus der Laborbeobachtung, dass bei kontinuierlicher adäquater Stimulierung die sexuelle Erregung zunächst steigt, dann ein Plateau erreicht, bevor ein Orgasmus ausgelöst wird und danach die Erregung wieder abnimmt, eine neue Norm geworden, eine Erwartung, an der sich viele Menschen orientieren: Wehe, die Erregung nimmt vor dem Orgasmus wieder ab. Oder wehe, wenn sie nicht mit einem Höhepunkt beendet wird!

Essen, was mir schmeckt

Doch tatsächlich verlaufen die Kurven sexueller Reaktion ganz unterschiedlich. Der Anstieg kann flacher oder steiler sein, es kann mehrere kleine Gipfel geben oder gar keinen. All dies ist völlig normal und unterscheidet sich nicht nur bei jedem Menschen, sondern tatsächlich von einem Tag zum anderen. Dazu kommt, dass Lust und Erregung nicht nur auf die körperliche Stimulation, sondern auch auf andere Einflüsse reagieren (siehe Kasten „Das Quantenmodell").

DAS QUANTENMODELL

Das Modell von Masters und Johnson warf bereits früh Fragen auf, weil bestimmte Reaktionen nicht erklärt werden konnten. David Schnarch entwickelte in seinem Buch „Constructing the sexual Crucible" das „Quantenmodell", das physiologische und psychologische Aspekte integriert.

Für Schnarch setzt sich die Gesamterregung zusammen aus der körperlichen Stimulation, der körperlichen Reaktionsbereitschaft, den emotionalen Prozessen sowie systemischen Faktoren, wie der aktuellen Situation und Beziehung. Diese vier Faktoren addieren sich und können dazu führen, dass auch bei unzureichender Stimulation ein Orgasmus ausgelöst wird, wenn Gefühle wie Verliebtheit positive Erregung beisteuern. Negative emotionale Anspannung kann trotz adäquater Stimulierung die Erregung dämpfen oder verhindern, dass die Orgasmusschwelle ausgelöst wird. Doch sie kann als zusätzliche Spannung schon bei geringer Stimulierung einen vorzeitigen Samenerguss auslösen.

In einer Sexualberatung sprechen Joseph und Nicola über ihre letzte erotische Begegnung. Ich hatte sie danach gefragt, um besser zu verstehen, was eigentlich genau zwischen den beiden passiert. Sie waren in meine Praxis gekommen, weil Sex zunehmend unbefriedigend geworden war und sich inzwischen eine für beide ärgerliche Rollenverteilung eingespielt hatte. Joseph war derjenige, der darauf drängte, häufiger Sex zu haben, obwohl er es war, der in manchen Situationen frustriert die Begegnung abbrach. Nicola war diejenige, die versuchte, Sex zu vermeiden, obwohl sie ihn immer wieder auch genoss. Welchen Sinn hatte dieses widersprüchliche Verhalten von beiden?

Unser Gespräch konnte diese Frage beantworten: Während die beiden früher schönen und leidenschaftlichen Sex hatten, bei dem sie sich nicht stören ließen, hatte sich die Situation seit der Geburt der Kinder verändert. Jetzt konnte es passieren, dass Nicola, während Joseph sie zärtlich stimulierte, plötzlich ein Gedanke durch den Kopf schoss: „Die nasse Wäsche ist noch in der Maschine." Oder: „Der Kleine muss morgen einen leeren Joghurtbecher zum Basteln mit in den Kindergarten nehmen." Dann nahm (natürlich) ihre körperliche Erregung, aber auch der Genuss ab, denn ihre Aufmerksamkeit war ja kurzfristig woanders.

Sobald sie das merkte, versuchte sie, es zu überspielen. In einigen Situationen konnte sie wieder an die Lust anknüpfen, doch manchmal gelang das nicht. Ihre Erregung nahm immer weiter ab, bis Joseph schließlich merkte, dass sie nicht mehr dabei war. Der brach dann das Ganze enttäuscht und zunehmend vorwurfsvoll ab. Für Nicola war es belastend, wenn er das tat und sie reagierte inzwischen hoch alarmiert, wenn ihre Erregung einmal nachließ. Der dadurch ausgelöste Stress führte jedoch dazu, dass sie noch schneller den Faden der Erotik und des gemeinsamen Genusses verlor (siehe Kasten auf Seite 100).

Ich schüttelte besorgt den Kopf: „Das klingt für mich, als ob Sie glauben, dass es etwas ganz Schlimmes ist, wenn die Erregung nachlässt. Dabei ist das doch ganz normal. Manchmal schießt einem eben ein abtörnender Gedanke durch den Kopf. Manchmal ist auch die Berührung nicht mehr die Richtige, oder der Arm oder das Bein schläft ein. Das wäre doch völlig unsinnig, darüber wegzugehen und so zu tun, als ob nichts wäre." Ich wende mich an Joseph: „Machen Sie das eigentlich auch?"

Er nickt nachdenklich. „Ich glaube, ich spüre schon, dass Nicola nicht mehr dabei ist, bevor sie es deutlich zeigt. Jedenfalls stelle ich immer wieder fest, dass ich vorher schon weniger Spaß habe, und dann versuche ich, irgendwie weiterzumachen, damit sie bloß nicht rauskommt.“ Er schaut kopfschüttelnd auf. „Irgendwie traurig: Da liegen wir und versuchen beide, Sex zu machen, als ob nichts wäre, und sind doch innerlich schon gar nicht mehr dabei.“

Ich bin froh, dass es ihm selbst auffällt. „Es ist völlig normal, dass man auch mal rauskommt. Das ist so ähnlich, wie wenn Sie gemeinsam in einem Fluss oder im Meer schwimmen wollen. Manchmal tragen einen die Strömung oder die Wellen eben wieder ans Ufer. Und dann kann man dort traurig und enttäuscht sitzen bleiben. Oder man kann sich wieder in die Fluten stürzen und den andern rufen, damit er einem entgegenkommt.“

Es ist völlig normal, dass man sich beim Sex auch mal ablenken lässt und rauskommt. Dann fängt man einfach wieder an.

Nicola lächelt. „Das wäre ja mal was. Wenn ich völlig ungerührt sage: Joseph, ich bin rausgekommen. Wir müssen noch mal anfangen.“ Er strahlt: „Das wäre super. Dann wüsste ich, dass du wirklich Sex und Spaß mit mir willst. So bin ich manchmal schrecklich frustriert, weil sogar die blöde nasse Wäsche für dich wichtiger zu sein scheint, als ich!“

Als die beiden das nächste Mal Sex haben, nimmt Nicola sich fest vor, etwas zu sagen, falls sie ihre Lust verliert. Der Vorsatz führt dazu, dass sie deutlich weniger angespannt ist und Josephs Berührungen sehr genießt. Ohne groß nachzudenken, führt sie seine Hand an ihre Brust, um ihre Erregung zu verstärken. „Ich hatte gar keine Zeit, auf abwegige Gedanken zu kommen“, lacht sie in der nächsten Sitzung. „Ich war viel zu sehr damit beschäftigt, zu genießen, was passiert!“ „Das hat mich ziemlich angemacht, deine Lust zu sehen“, sagt Joseph. „Das mit dem Rauskommen werden wir einfach ein anderes Mal üben müssen.“

Ich bin sehr optimistisch, als die beiden gehen. Ablenkende Gedanken setzen nämlich bevorzugt ein, wenn unser Körper das eher langweilig findet, was gerade geschieht. Nicola hat darauf reagiert und Joseph gezeigt, was in diesem Moment spannender für sie wäre. So konnte sie mit ihrer Aufmerksamkeit dabei bleiben und gemeinsam mit ihm Spaß haben. Wobei es vermutlich jetzt auch nicht mehr schlimm wäre, wenn einer von ihnen rauskommt.

Feinschmecker sind wählerisch

Ein anderer Grund für den festen Ablauf liegt möglicherweise darin, dass inzwischen weithin bekannt ist, dass Geschlechtsverkehr für viele Frauen nur eine „suboptimale Methode“ ist, um zum Orgasmus zu kommen, wie die Sexualwissenschaftlerin Margret Hauch sagt. Wer also auf Nummer sicher gehen will, hält sich an den bewährten Ablauf und hat sich dann nichts vorzuwerfen.

- Ein mehr oder weniger ausgiebiges Vorspiel soll die Bereitschaft und einen ersten Anstieg der Erregung sichern.
- Der Geschlechtsverkehr führt diese Steigerung fort bis zum Plateau und Orgasmus.
- Nach dem Orgasmus werden aufmerksame Liebhaber das Ganze mit einem mehr oder weniger intensiven Nachspiel ausklingen lassen.

Schön, wenn damit der Erfolg garantiert wäre. Doch leider ist es nicht so. Wer immer brav diesem Ablauf folgt, ist als Partner möglicherweise pflegeleicht und berechenbar. Aber besonders vergnüglich ist diese vorhersehbare Abfolge nicht.

Feinschmecker sind wählerisch. Sie lassen sich durch ihren Appetit leiten und wagen auch einmal ungewöhnliche Zusammenstellungen. Wenn sie wenig Appetit haben, kosten sie von den leckersten Häppchen des Buffets und bleiben bei dem, was ihnen am besten schmeckt. Sie können eine einfache deftige Mahlzeit genauso genießen wie ein feierlich zelebriertes Sieben-Gänge-Menü. Und wenn ihnen danach ist, leisten sie dem anderen beim Essen Gesellschaft und beschränken sich auf einen Espresso.

Brave Jungen und Mädchen dagegen essen jedes Mal artig das ganze Menü, weil es sich so gehört. Und manchmal wundern sie sich, dass ihnen hinterher schlecht wird. Oder warum sie zunehmend einen Widerwillen gegen die Gerichte bekommen, an denen sie sich mehrfach – nun ja, eigentlich überfressen haben.

Genießer sind wählerisch und folgen dem, wonach es sie verlangt, selbst wenn es nicht den Gewohnheiten und Erwartungen entspricht.

Im Beratungsgespräch mit Nina wurde deutlich, dass sie das Petting mit Michael meistens sehr genoss, aber Geschlechtsverkehr für sie eigentlich nicht jedes Mal sein musste. Da sie ihn nicht enttäuschen wollte und für sie richtiger Sex auch nicht nur aus der „Vorspeise" bestehen konnte, schlief sie mehrere Male gegen ihr eigenes Bedürfnis mit Michael. Einige Male fand sie es dann wider Erwarten schön, doch bei anderen Gelegenheiten ging es ihr nicht gut damit.

In solchen Momenten ließ sie den Geschlechtsverkehr über sich ergehen, während es in ihr rumorte: Ein Teil von ihr protestierte lautstark, denn er war der Meinung, dass Sex doch etwas Schönes sein sollte und es nicht anginge, dass sie sich dazu verpflichtet fühlte, wenn sie keine Lust hatte. Eine andere Stimme in ihr fragte, was eigentlich mit ihr nicht in Ordnung sei, warum sie keine Lust hatte, mit Michael zu schlafen, wo das doch das Normalste der Welt sei und eben einfach dazugehöre. Je heftiger diese innere Auseinandersetzung in ihr tobte, desto weniger spürte sie ihren Körper und desto mehr nahm ihre Erregung ab. Schließlich entwickelte sie mit der Zeit einen Widerwillen gegen Sex, was schließlich sogar dazu führte, dass sie Berührungen von Michael nur noch schwer zulassen und schlecht ertragen konnte.

Hier war es wichtig, beide mit dem zu konfrontieren, was sie da taten. Während Nina den Sex ihm zuliebe über sich ergehen ließ und er so tat, als ob er das nicht merkte, zerstörten die beiden das Vertrauen zwischen ihnen. Der Sex, den sie hatten, hatte immer weniger mit Liebe oder Begehren zu tun. Insofern war es großartig, dass Ninas Körper dieses böse Spiel unterbrach, indem er mit starken Aversionen gegen jede Berührung reagierte. Das war für beide nicht mehr zu ignorieren. So vereinbarten sie einen Beratungstermin, und die Veränderung konnte beginnen.

Heilfasten

Wie unser Appetit auf bestimmte Speisen, reagiert auch unser erotischer Appetit empfindlich auf unterschiedlichste Faktoren: Kummer, Stress und Ärger können uns tatsächlich den Appetit verderben und die Lust dämpfen. Und das ist gut so! In anstrengenden Zeiten kann die Sexualität völlig ausgeblendet werden, damit wir unsere ganze Kraft auf die Bewältigung der Herausforderung konzentrieren können. Zu anderen Zeiten können wir uns zügellos der „Völlerei" hingeben. Schließlich wäre es doch furchtbar schade, frisch verliebt zu sein und dem Auslöser dieser köstlichen Gefühle sagen zu müssen, dass der nächste Sex leider erst wieder in drei Wochen möglich ist ...

SEIEN SIE FEINSCHMECKER STATT VIELFRASS

Ob Sex Sie zufrieden macht, hat viel damit zu tun, ob Sie Ihre eigenen „Gelüste" wahrnehmen können und ob Sie sich auch trauen, ihnen zu folgen. Wenn Sie brav tun, was von Ihnen erwartet wird, dann wird es immer häufiger Momente geben, in denen Sie sich fragen, ob sich der Aufwand, den Sie gerade treiben, überhaupt lohnt. Oder warum Sie ein langweiliges Drei-Gänge-Menü kochen und verspeisen, obwohl Sie doch viel lieber in der Eisdiele einen frischen Erdbeerbecher genießen möchten.

Seien Sie also besser gnadenlos wählerisch: Befragen Sie Ihren inneren Kompass, worauf Sie tatsächlich hier und in diesem Moment „Appetit" haben.

WEITERDENKEN

Nehmen Sie Ihr „Reisetagebuch“ zur Hand und notieren Sie die Antworten auf folgende Fragen oder nutzen Sie die Arbeitsbögen unter www.desafinado.de/guter-sex-geht-anders.html.

- Wann erfülle ich die Erwartungen der anderen, auch wenn es für mich gar nicht stimmt?
- Wann erfülle ich in der Sexualität meine eigenen Erwartungen, auch wenn es für mich gar nicht stimmt?
- Wie geht es mir, wenn ich beim Sex Erwartungen erfülle?
- Wie geht es mir, wenn ich sie nicht erfülle?
- Wie geht es mir, wenn der andere meine Erwartungen nicht erfüllt?

Ihr inneres Sex-Barometer

Hat Ihr Handy oder Ihre Armbanduhr eine Erinnerungsfunktion? Prima. Sorgen Sie dafür, dass fünfmal am Tag ein kleiner Ton erklingt. Morgens, vormittags, mittags, nachmittags, abends. Sobald Sie das Signal hören, halten Sie inne und spüre ganz kurz in Ihren Körper hinein: Wie groß ist Ihr aktuelles Interesse an Sex? Ordnen Sie das Bedürfnis auf einer Skala von 1 bis 10 ein, dabei bedeutet 1 „Überhaupt kein Interesse an Sex“ und 10, dass Sie jetzt auf der Stelle alles dafür tun werden, um Sex allein oder zu zweit haben zu können.

Wenn Sie den Nutzen der Übung vertiefen wollen, notieren Sie die Zahlen in einer kleinen Tabelle, sodass Sie verfolgen können, welche Wechselwirkungen durch Alltag, Ereignisse, Zyklus und andere Einflüsse entstehen.

Übrigens: Ganz gleich, wie Ihre Einschätzung ausfällt, Sie sind natürlich nicht verpflichtet, Sie in die Praxis umzusetzen. Auch geht es nur um die Einschätzung, nicht um eine Bewertung. Die Schwankungen können groß oder klein ausfallen, wichtig ist nur, dass Sie immer wieder Kontakt zu Ihrem inneren Sex-Barometer aufnehmen und lernen, es problemlos jederzeit ablesen zu können.

Das dritte Geheimnis: Poesie statt Alphabet

Das dritte Geheimnis beschäftigt sich mit der weit verbreiteten „Wer A sagt, muss auch B sagen"-Falle, die schon vielen Paaren das Liebesleben schwer gemacht hat. Es kommt nämlich erschreckend oft vor, dass ein Paar im Lauf der Zeit alle körperlichen Zärtlichkeiten einstellt, weil sie (einer von ihnen oder beide) fürchten, das Umarmen, Streicheln und Küssen könnte vom anderen als Auftakt zum Sex aufgefasst werden. Und wenn er oder sie in diesem Moment keinen Sex möchte (aus welchen Gründen auch immer), verzichten sie sicherheitshalber auch auf wohltuende Zärtlichkeiten und sinnliches Beisammensein. Eine Klientin sagte einmal stellvertretend für viele: „Das wäre einfach nicht fair. Ich kann ihn doch nicht erst heiß machen und dann sagen: Mehr will ich nicht." Aber warum eigentlich nicht?

Wer A sagt, muss auch B sagen. Das ist ein Satz, den wir alle gelernt haben. Im Miteinander sorgt er für Verlässlichkeit und mindert die Enttäuschungsgefahr. Doch für guten Sex ist er gänzlich ungeeignet. Während Erik (siehe Seite 20) sich bemühte, Elke nicht zu enttäuschen, spielte sein Körper nicht mit. Er tat das, was sein Besitzer nicht konnte, nämlich einfach aufhören, als beide zwar erregt waren, Erik aber keine bequeme Position fand. Jedes Mal, wenn Erik feststellte, wie sehr er die körperliche Nähe genoss, aber anders als früher nicht den Drang verspürte, sofort mit Elke schlafen zu wollen, zweifelte er an sich und an seiner sexuellen Potenz. Elke war eine attraktive Frau und sie hatte von Anfang an klargemacht, dass sie nicht noch einmal vorhatte, sich wie in ihrer gescheiterte Ehe mit lieblosem und langweiligem Sex abspeisen zu lassen. Für Erik war klar: Wenn Elke seine Berührungen genoss, dann wollte sie ganz sicher, dass daraus eine leidenschaftliche Begegnung wurde! Ein feuriger Liebhaber würde sich doch von Kleinigkeiten wie kalter Emaille und Zugluft nicht bremsen lassen!

In unserem Gespräch brachte er es auf den Punkt: „Sobald unsere Küsse intensiver werden, habe ich A gesagt. Danach habe ich das Gefühl, ich müsse jetzt nicht nur B sagen, sondern auch noch den ganzen Rest des Alphabets. Alles andere wäre für Elke eine große Enttäuschung. Obwohl ich selbst, wenn ich ehrlich bin, lieber A erst einmal ausgiebig genießen würde."

Wie ich bereits sagte: Erik hat keine sexuelle Störung, Im Gegenteil, er bringt alles mit, was ein guter Liebhaber braucht, denn er hat ein gutes Gespür für das, was für ihn stimmt. Sein innerer erotischer Kompass funktioniert. Alles, was er braucht, ist der Mut, ihm auch zu folgen.

Denn mal ehrlich: Wer jenseits der Altersgrenze von acht Jahren findet Befriedigung und Vergnügen beim Alphabet-Aufsagen? Die eigentliche Bestimmung der Buchstaben ist es doch, zu sinnvollen Worten und Sätzen zusammengefügt zu werden. Was spricht also dagegen, auch beim Sex auf A ein L folgen zu lassen oder auf M noch ein M, und wer sagt überhaupt, dass bei Z wirklich Schluss sein muss? Natürlich können Sie Ihren inneren Kompass missachten und sich an den vermeintlichen Erwartungen orientieren. Wohin das führt, haben wir schon gesehen: Sie liefern bestenfalls eine brauchbare Performance ab. Aber mit Genuss hat das Ganze wenig zu tun.

> Wer A sagt, muss auch B sagen? Würfeln Sie die Buchstaben lieber bunt durcheinander, erschaffen Sie Poesie!

SEX ODER STRESS: IM KÖRPER IST NUR PLATZ FÜR EINEN VON BEIDEN!

Die Stressreaktion wird über den Sympathikus gesteuert: Über die Sinnesorgane gelangen Informationen über Stressoren in das Großhirn und ins limbische System. Hier wird die Situation als Stresssituation erkannt, und es werden entsprechende Signale an den Sympathikus gesandt.

Der Sympathikus ist Teil des vegetativen Nervensystems. Bei zunehmender Erregung bewirkt er einen lustvollen Spannungsanstieg. Gleichzeitig verhindert er unter Stress die genitale Durchblutung, das Feuchtwerden, die Erektion und führt zu Verspannungen der Beckenbodenmuskulatur. Die Folge: keine sexuelle Erregung unter Stress.

Nur wer Nein sagen könnte, sagt wirklich Ja

Wer glaubt, dass Sex eine geordnete Abfolge von Berührungen und Bewegungen ist, die nach dem ersten intensiveren Kuss automatisch abgespult werden muss, und die immer mit einem (beidseitigen) Orgasmus endet, verpasst meiner Meinung nach das Wichtigste. Denn ich bin leidenschaftlich davon überzeugt, dass Sex ein Vergnügen sein sollte. Und sich einem Ablauf zu unterwerfen, nur weil man glaubt, dass es jetzt so sein müsse, hat mit Lust und Genuss nicht besonders viel zu tun.

Hören Sie also auf, die üblichen Stationen abzuarbeiten (Umarmen, Küssen, Ausziehen, Stimulieren, Geschlechtsverkehr, Orgasmus, Umarmen). Finden Sie lieber heraus, was Ihrem Geschmack, Ihrer Stimmung, Ihrem Körper und der Situation in diesem Moment entspricht. Das eröffnet unzählige Möglichkeiten, auf die Annäherung des Partners oder der Partnerin einzugehen. Wer sich frei fühlt, Nein zu starren Erwartungen und Abläufen zu sagen, sagt mit ganzem Herzen Ja zu dem, was tatsächlich passiert. Wenn also Ihr Liebster manchmal souverän die Zärtlichkeiten unterbricht, weil er jetzt lieber Sportschau sehen will, seien Sie froh! Jetzt können Sie nämlich ganz sicher sein, dass das heftige Geknutsche mit Ihnen vor der Kneipe, während drinnen die WM-Übertragung läuft, wirklich seiner Begeisterung für Sie geschuldet ist.

Und andersherum sollte jeder (und jede) sich dankbar preisen, die eine wählerische Partnerin an der Seite hat, eine Frau, die in jeder Situation entscheidet, worauf sie wirklich Appetit hat, eine, die den Körperkontakt, sei es nun Küssen, Umarmen, Händchenhalten oder heftiges Petting intensiv genießen kann, weil es genau das ist, was sie in diesem Moment will.

Wenn wir guten Sex haben wollen, müssen wir lernen, souverän mit Enttäuschungen umzugehen. Natürlich ist es total schade, wenn Sie gerade mitten im schönsten Liebesspiel sind und der andere plötzlich aufsteht, weil er sich ein Schnäppchen bei Ebay nicht entgehen lassen will – aber Hand aufs Herz: Wäre es Ihnen lieber, wenn Sie sich ständig fragen müssten, ob er vielleicht doch nur Ihnen zuliebe mitmacht? Die „Wer A sagt, muss auch B sagen“-Falle führt im Extremfall zu der paradoxen Situation, dass zwei Menschen eigentlich keine Lust mehr haben, nach intensivem Streicheln zum Sex überzugehen, aber beide es tun, weil sie den anderen nicht enttäuschen wollen.

> Gute Liebhaberinnen und Liebhaber können souverän mit Enttäuschungen umgehen, ohne dass ihnen gleichgültig ist, was geschieht.

Sven und Maria stehen kurz vor dem Abschluss der Sexualtherapie und berichten von ihrer letzten erotischen Begegnung. Sie hatten sich im Wohnzimmer auf dem Sofa verabredet. Inzwischen war es für beide völlig selbstverständlich, dass keiner von ihnen irgendetwas tat oder über sich ergehen ließ, was ihm oder ihr nicht hundertprozentig gefiel.

Sie schauten sich gemeinsam die Nachrichten an und tauschten dabei bereits Zärtlichkeiten aus. Während sie sich intensiv küssten und den Körper des jeweils anderen mit dem Mund erforschten, hatte keiner Lust gehabt, den Fernseher abzuschalten, und die Kiste lief weiter. Weil der Film durchaus spannend war, unterbrachen die beiden immer wieder ihr Liebesspiel, um der Story zu folgen und nahmen es dann wieder auf. So zog sich dieser Kontakt über zwei entspannte Stunden hin, und es war nicht klar, ob es überhaupt noch zu einem Koitus kommen würde.

„Das wäre früher unvorstellbar gewesen", sagt Maria, „Ganz entspannt laufen lassen und nur mal schauen, was passiert. Na, und einfach zu unterbrechen – da wäre jeder von uns doch tödlich beleidigt gewesen ..." Sven stimmt ihr zu. „Und als ich in der letzten Werbepause einen Orgasmus hatte, war das unglaublich schön. Ohne schlechtes Gewissen oder das Gefühl, dir was schuldig zu bleiben. Ich wusste ja, dass du bei allem, was wir gemacht haben, genau so viel Spaß hattest wie ich." „Hatte ich auch", sagt sie, „Und wenn ich unbedingt einen Orgasmus gebraucht hätte, hätte ich dich schon noch gefragt, ob du Lust hast, mich entsprechend zu stimulieren."

Wer weiß schon beim ersten Schritt, wohin die Reise geht?

Werfen Sie die Regel über Bord, dass wer A sagt auch den Rest des Alphabets aufsagen muss. Solange Sie das versuchen, wird Ihnen viel Spaß entgehen – und Sie werden viele Gelegenheiten für schönen Sex verpassen. Aus dem ganz einfachem Grund, weil die wenigsten von uns bereits bei der ersten Berührung oder dem ersten Kuss tatsächlich wissen können, ob sie heute und in dieser Situation Lust haben, „bis zum Äußersten" zu gehen, also das ganze Programm bis zum Geschlechtsverkehr durchzuziehen.

> Die entscheidende Frage lautet „Habe ich Lust herauszufinden, worauf mein Körper heute Lust hat, im Kontakt zu dir zu deinem Körper?"

Die entscheidende Frage in diesem Moment lautet nicht: „Bin ich bereit, Sex zu haben?“, sondern vielmehr: „Habe ich Lust herauszufinden, worauf mein Körper heute Lust hat, im Kontakt zu dir und im Kontakt zu deinem Körper?“ Dann spricht nämlich nichts mehr dagegen, die Umarmung oder den Kuss unbefangen zu erwidern, anstatt von vornherein alles abzublocken, um bloß keine falschen Erwartungen zu wecken. Wer schönen Sex erleben will, sollte nicht warten, bis alle Zeichen auf Leidenschaft stehen. Die Chance für Genuss steigt, je häufiger Sie Gelegenheiten dafür nutzen (oder auch schaffen).

SEIEN SIE POET STATT MUSTERSCHÜLER

- Nutzen Sie die Buchstaben des erotischen Alphabetes, um durch ihr Zusammenspiel immer wieder neue Worte und Texte zu bilden, von witzig über wunderlich bis wunderbar.
- So können Sie intensiv genießen, was geschieht, weil Sie nichts mitmachen, was für Sie nicht stimmt.
- Gehen Sie nur so weit, wie Sie wirklich wollen – das aber richtig.
- Orientieren Sie sich nicht an Erwartungen, sondern am Genuss.

Pfeifen Sie auf die ABC-Regel, sondern gestalten Sie den Sex, so, wie Sie es wollen, wie es gerade passt. Oder anders ausgedrückt: Wenn Sie wirklich schönen Sex haben wollen, dann sollten Sie sich nicht länger verhalten wie ein Musterschüler oder eine Musterschülerin, die fehlerfrei liefern, was von außen vorgegeben wird. Sondern leben Sie Ihre Sexualität als Poet(in), nehmen Sie sich und die Situation wahr und reagieren Sie mit dem, was wirklich stimmt für Sie, ganz gleich, wie ungewöhnlich es sein mag. Das gibt Ihnen die Freiheit, einfach zu beginnen und herauszufinden, wohin es sie führt. Die Chance für guten Sex erhöht sich radikal, wenn Sie die Kontakte nicht auf Situationen begrenzen, in denen alle Zeichen auf Leidenschaft stehen. Oder, um mit meiner Kollegin Beatrice Poschenrieder zu sprechen: Es ist besser, kleinen Sex zu machen und zu genießen, als in Erwartung der überwältigenden Begegnung gar keinen Sex zu haben!

WEITERDENKEN

Nehmen Sie Ihr „Reisetagebuch" zur Hand und notieren Sie die Antworten auf folgende Fragen oder nutzen Sie die Arbeitsbögen unter www.desafinado.de/guter-sex-geht-anders.html.

- Was bedeutet es eigentlich für mich, jemanden zu enttäuschen?
- Wenn es schlimm für mich ist: warum eigentlich?
- Wenn es nicht schlimm für mich ist: warum eigentlich nicht?
- Was ist für mich beim Sex die größte Enttäuschung?
- Warum ist das so?
- Wie reagiere ich dann?
- Ist es schwieriger für mich, beim Sex eine Enttäuschung zu sein oder zu enttäuschen?
- Wenn Ent-Täuschung das Ende einer Täuschung ist – wie geht es mir, wenn andere mich so sehen, wie ich wirklich bin?

Die Erwartungstabelle

Je besser Sie es aushalten, manchmal eine Enttäuschung zu sein oder auch entspannt bleiben, wenn der oder die Liebste Sie einmal enttäuscht, desto bessere Aussichten haben Sie als Paar für guten Sex. Doch leider reicht es nicht, sich das vorzunehmen, besser ist es, wenn Sie es üben. Hier mein Vorschlag:

Bitte nehmen Sie sich ein Din-A4-Blatt. Überschreiben Sie es mit „Wer A sagt, kann B sagen – muss aber nicht". Zeichnen Sie eine Tabelle, mit fünf Spalten: Die erste Spalte bekommt die Überschrift „Datum", die weiteren: „Situation", „Was war A?", „Was war B?" „Worauf hatte ich stattdessen Lust?". Überlegen Sie in den darauf folgenden sieben Tagen an jedem Abend, in welchen Situationen Sie Erwartungen erfüllt haben und tragen Sie alles in die Tabelle ein.

In der darauf folgenden Woche zeichnen Sie eine neue Tabelle und ergänzen sie um zwei weitere Spalten, nämlich „*Wie* habe ich Nein gesagt?" und „Welche Konsequenzen hatte das?".

Bitte machen Sie sich bewusst, dass Sie dabei sind, etwas Neues zu lernen. Nutzen Sie die Tabelle, um mit Formulierungen für Ihre Ablehnung zu experimentieren und herauszufinden, welche es für Sie oder auch den Enttäuschten einfacher machen. Motivieren Sie sich, die Spannung auszuhalten, die entsteht, wenn Sie mit alten Verhaltensmustern brechen und Nein sagen. Sehr hilfreich ist es, in diesen Momenten die Übung „Zwei Minuten Achtsamkeit" von Seite 87 durchzuführen.

Übrigens: Diese Übung ist dann ein voller Erfolg, wenn Sie Nein gesagt haben und Erfahrungen mit Reaktionen der anderen Menschen machen. Auch die Feststellung, wie schwer Sie es aushalten können, oder dass einen neue Formulierung einen heftigen Streit nach sich zieht, sind wertvolle Ergebnisse! Hören Sie jetzt bloß nicht auf, sondern nutzen Sie dieses stressige Ereignis, um einerseits nach neuen Formulierungen zu suchen und andererseits zu lernen, wie Sie Ihrem Gegenüber die Enttäuschung zugestehen können. Niemand zwingt Sie zu reagieren, zu widersprechen oder sich zu rechtfertigen. Sie können auch einfach nur sagen: „Das ist wirklich eine Enttäuschung für dich."

Das vierte Geheimnis: Wohlfühlen statt Leistungssport

Das vierte Geheimnis beschäftigt sich mit Leistungsdenken und seinen zerstörerischen Folgen für die Sexualität. „Bin ich gut im Bett?" Das ist eine interessante Frage, oft verspottet, persifliert – und dennoch schwer von der Bettkante zu kippen. Wofür mag es gut sein, zu wissen, wie man beim Sex beurteilt wird? Obwohl dieses „gut" ebenso problematisch ist wie der Begriff „normal" (siehe Seite 15). Beides setzt nämlich einen real existierenden und eindeutigen Bewertungsmaßstab voraus. Wenn jemand „gut" beim Sex ist, dann muss es andere geben, die schlechter sind. Doch woran macht man das fest? Und wer entscheidet und beurteilt das verlässlich?

„Gut im Bett" – bezogen auf was eigentlich? Gut für den Partner oder die Partnerin? Oder gut nach allgemeinverbindlichen objektiven Kriterien wie zum Beispiel Beischlafhäufigkeit und -dauer? Und wenn ja, wer legt fest, ob diese Kriterien erfüllt sind? Wie oft und wie lange müssen wir Sex haben, damit es ein „gut" oder ein „sehr gut" rechtfertigt und nicht nur ein „befriedigend", „ausreichend" oder gar „ungenügend"? Und angenommen, man darf sich mit der Beurteilung „gut im Bett" schmücken – was ist der Gewinn? Gibt es einen unsichtbaren Wettbewerb, aus dem man dann als Sieger (oder zumindest als Teil der Spitzengruppe) hervorgegangen ist? Was hat man davon, besser zu sein als die Konkurrenz? Die Ehre? Oder eher die (kurzfristige) Beruhigung eines nagenden Selbstzweifels, nicht gut genug (für was?) zu sein? Geht es darum, ausreichend Leistung zu erbringen, um nicht bei der nächsten Gelegenheit gegen ein besser ausgestattetes Modell im Bett ausgetauscht zu werden?

Zugegeben, auch ich finde die Vorstellung nicht besonders erfreulich, Sex mit einem Partner zu haben, der hinterher die Augen verdreht und der Meinung ist, dass alles, was mir selbst Lust und Vergnügen bereitete, unendlich anstrengend und langweilig für ihn war. Aber selbst dann käme ich ehrlich gesagt nicht auf die Idee, dass ich „schlecht" im Bett war. Wir scheinen vielmehr eine unglückliche Kombination gewesen zu sein. Und während er damit beschäftigt war, mir Minuspunkte für meine schlechte Performance zu geben, hat er eindeutig versäumt, etwas dafür zu tun, damit auch er Spaß an diesem Zusammensein findet.

Was sagen die Punktrichter?

Um gut im Bett zu sein, gilt es natürlich zunächst, die Mindeststandards zu erfüllen. Und das bedeutet, das zu erbringen, was „normal" ist. Wie ich bereits beschrieben habe, sind leider schon die Vorstellungen von dem, was beim Sex normal ist, völlig verzerrt. Daher empfindet sich inzwischen vermutlich jeder als unzureichend, der ...

- nicht mindestens zweimal die Woche Sex hat,
- nicht regelmäßig zum Orgasmus kommt,
- den Partner, die Partnerin nicht regelmäßig zum Orgasmus bringt,
- nicht gleichzeitig mit dem oder der Liebsten zum Orgasmus kommt,
- als Mann nicht ausreichend lange durchhält und zu früh (bezogen auf welchen Maßstab?) zum Orgasmus kommt,
- als Mann oder als Frau zu lange braucht (bezogen auf welchen Maßstab?), um zum Orgasmus zu kommen,
- nicht in jeder erotisch angehauchten Situation spontan mit Lust und Erregung reagiert,
- nicht regelmäßig möglichst viel sexuelle Techniken ausprobiert und genießt.

Doch leider ist selbst für die, die diese Ziele erreichen, der Weg dahin nicht immer lustvoll. In den Beratungen gewinne ich oft den Eindruck, dass bei all der Selbstbeobachtung, Selbstkontrolle und innerer Anspannung die Freude am Sex oft auf der Strecke bleibt.

Am Telefon habe ich einen fröhlichen Moderator eines bekannten Radiosenders. Er möchte mich gern für ein Interview gewinnen zu einer Studie, die gerade veröffentlicht wurde. Was er von mir wissen will, ist, warum die Erfurter Männer so gute Liebhaber seien. Ich bin verblüfft: „Wer sagt das denn?“ Er zitiert die Untersuchungsergebnisse, nach denen die Erfurter Männer beim Sex am längsten durchhalten. Der Mittelwert ihrer Angaben liegt deutlich höher als der Berliner Wert. Und jetzt möchte mein Gesprächspartner, dass ich den Hörern entweder etwas Tröstliches sage („das Tempo in der Großstadt ist höher, aber die Berliner Frauen sind genauso schnell und deshalb zufrieden mit ihrem Berlin-Lover“), oder auch etwas Kritisches, vielleicht sogar einen Tipp, wie auch die Berliner länger durchhalten können. Doch da ist er an der falschen Adresse.

„Seit wann bedeutet lange durchhalten, dass die beiden auch wirklich guten Sex haben? Woher wissen Sie, dass nicht einige Partner oder Partnerinnen solcher Leistungssportler nur noch gelangweilt darauf warten, bis er endlich fertig ist? Ganz abgesehen davon bezweifle ich sehr, dass jemand wirklich Genuss beim Sex haben kann, der gleichzeitig die Uhr im Blick hat. – Das müssten sie aber, denn ansonsten wären die Zeitangaben in dieser Untersuchung völlig ohne Aussagekraft. Die gefühlte Zeit bei schönem Sex ist nämlich ausgesprochen unzuverlässig!"

Wie man gleich zwei Leuten den Spaß verdirbt

Auch in meinen Beratungen habe ich immer wieder mit Menschen zu tun, die sich stark an solchen äußeren Kriterien wie Häufigkeit oder Dauer orientieren. Damit verhalten sie sich beim Sex genau wie ein Leistungssportler, für den Bewegung immer nur ein Mittel zum Zweck ist. Seinen Sport erlebt er schon lange nicht mehr als wohltuend, weil er über seine körperlichen Grenzen geht oder sogar Schmerzen und Anstrengung in Kauf nimmt, um die angestrebte Höchstleistung zu erbringen. Die einzige Freude zieht er am Ende aus dem Funktionieren und Gewinnen. Doch niemand kann immer gewinnen. Deshalb ist für diese Menschen Sex kein Vergnügen, sondern eine Anstrengung. Sie versuchen sich etwas zu beweisen. Ganz gleich, wie eine erotische Begegnung verläuft, sie können immer nur vorübergehend zufrieden sein, denn schließlich gilt für jeden Akt: Nach dem Spiel ist vor dem Spiel.

Der oder die Liebste sind dabei in den meisten Fällen zum Glück kein Gegner. Aber auch kein Gegenüber. Man bekommt die Rolle eines Mannschaftskollegen, der gefälligst seinen Beitrag zum Sieg leisten soll. Oder man ist wie das Pferd oder der Rennwagen ein Vehikel, das erfolgreich durch den Parcours der erotischen Begegnung zum Ziel gesteuert wird. Ein anderes Mal soll man wie ein Linienrichter für die korrekte Bewertung der Leistung sorgen.

> Für den Sex-Leistungssportler ist Sex kein Vergnügen, sondern eine Anstrengung. Er versucht sich etwas zu beweisen.

Keine dieser Aufgaben ist besonders erfüllend – und ganz nachvollziehbar sinkt die Lust auf sexuelle Betätigungen dieser Art. Leider versteht der Sex-Leistungssportler selten, dass dem anderen das gemeinsame Vergnügen fehlt. Deshalb empfindet er den Rückzug erst recht als Beweis seiner unzureichenden Leistungsfähigkeit – und der Teufelskreis schließt sich.

Zeig mir, dass ich gut bin

Manche Sex-Leistungssportler messen sich nicht an äußeren Maßstäben. Stattdessen haben sie meterlange Antennen, um herauszuspüren, wie der Partner ihr Verhalten beim Sex bewertet: Mache ich ihn glücklich? Erfülle ich ihre Erwartungen? Ist er zufrieden oder fehlt ihm etwas? Ist sie enttäuscht, oder bedauert sie gar, dem letzten Liebhaber den Laufpass gegeben zu haben?

Hier stachelt die Angst, möglicherweise nicht gewollt zu werden, die Leistungsbereitschaft an: Wenn ich gut im Bett bin, dann muss ich die Konkurrenz nicht fürchten. Je besser ich bin, desto weniger wahrscheinlich ist es, dass sie sich wegen sexueller Unzufriedenheit von mir trennt. Je erfolgreicher ich ihn sexuell verwöhne oder auch als Liebhaber bestätige, desto unersetzlicher werde ich. Und wann immer die Angst hochkommt, nicht liebenswert zu sein, steigt das Bedürfnis nach Sicherheit. Sicherheit, die durch Leistung gewonnen werden soll: Wenn ich der beste Liebhaber oder die beste Liebhaberin bin, die mein Partner jemals hatte, dann muss ich wohl nicht befürchten, verlassen zu werden, oder? (Eigentlich schon, denn wenn das der einzige Maßstab ist, dann gilt hier das gleiche Prinzip wie beim Weltrekord im Stabhochsprung: Man hält ihn genau so lange, bis jemand anders ihn bricht.)

Kurz, die Orientierung an den Erwartungen des anderen und ein innerer Wettkampf mit vergangenen und zukünftigen Konkurrenten (oder Konkurrentinnen) ist eine sichere Methode, sich selbst und übrigens auch dem anderen den Spaß am Sex gründlich zu verderben. Sex ist nämlich kein Leistungssport – es sei denn, Sie üben ihn beruflich als Prostituierte oder Pornodarsteller aus. Für alle anderen gilt: Es kommt nicht auf das Gewinnen an, sondern auf den Spaß. Wenn schon der Weg ein Vergnügen ist, wird das Ergebnis (z. B. der angestrebte gleichzeitige Orgasmus) zweitrangig. So sagte Bülent am Ende der Sexualberatung verblüfft: „Früher war der Orgasmus beim Sex mein einziges Ziel – heute ist er das Sahnehäubchen."

Mit dem Körper, nicht gegen ihn

Wer nur auf das Ergebnis schaut, muss sich nicht wundern, wenn er oder sie die Sexualität trotz befriedigender Leistungen als nicht richtig wohltuend erlebt. Wenn dann noch der Körper gegen diesen lustfeindlichen Umgang protestiert, kommt es zu ganz typischen und frustrierenden Kreisläufen.

Angst > Anspannung
Erregungsreflex durch Stressreaktion erschwert
Konzentration auf Funktion. Ausblenden lustvoller Empfindungen.
Wenig Genuss, sich wenig erregt fühlen
Erektion beeinträchtigt oder bleibt aus
Diesmal muss es aber klappen

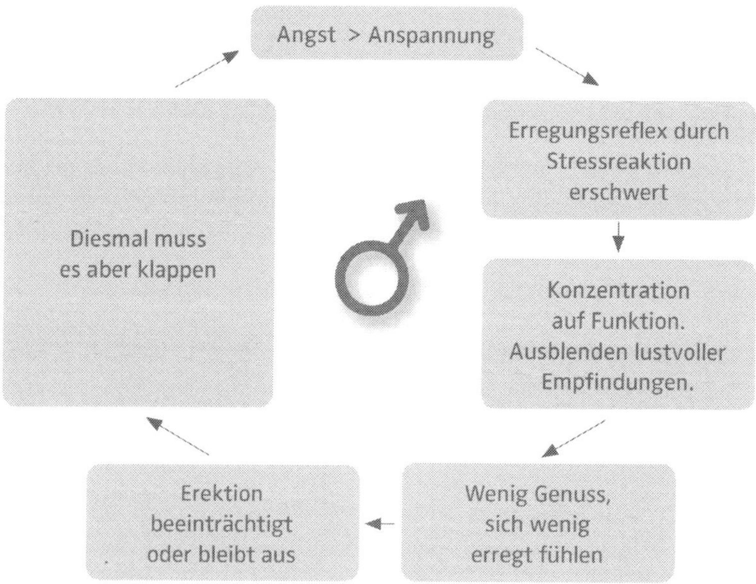

Manchmal bleibt die Erektion aus. Manchmal kommt der Samenerguss zu früh. Manchmal löst sich die wohlige Erregung nicht im Orgasmus. Und manchmal tut etwas weh beim Sex. Wenn es wiederholt vorkommt, sollten Sie diese Dinge medizinisch abklären lassen. Doch ganz gleich, ob es körperliche Ursachen gibt oder nicht, ganz häufig führt der Versuch, diese Probleme zu lösen, dazu, dass sie schlimmer werden und Sie den Sex immer weniger genießen.

Das Bemühen, normal zu funktionieren, löst Stress aus. Der Stress verhindert zum Beispiel die Erektion, und das macht noch mehr Duck. Die Angst vor dem Versagen steigt und mit ihr die Anspannung. Die Wahrscheinlichkeit einer Erektion nimmt noch mehr ab, weil die Stressreaktion das Nervensystem blockiert, welches für die verstärkte Durchblutung der Schwellkörper zuständig ist. Um es noch schlimmer zu machen, schwindet auch der Genuss, denn vor lauter Konzentration auf das, was sich im Penis tut beziehungsweise nicht tut, werden die schönen und erregenden Empfindungen ausgeblen-

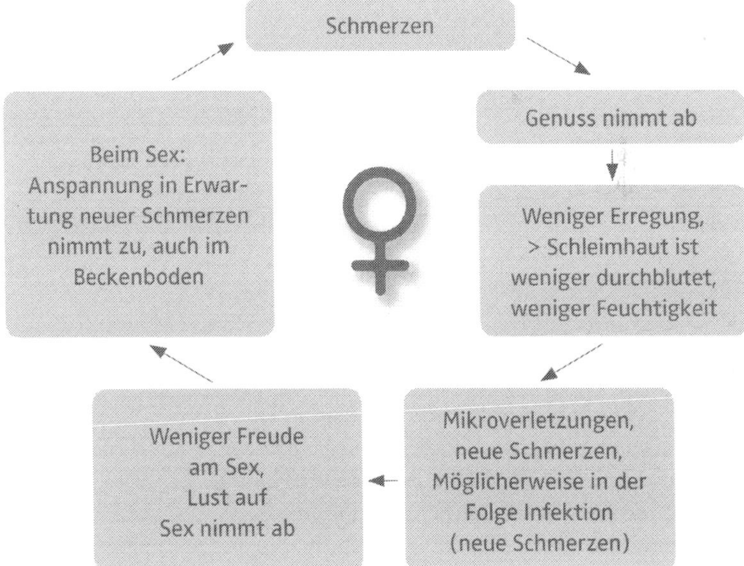

det, die durch die Berührungen des oder der Liebsten ausgelöst werden. Ohne diese schönen Gefühle kann die Erregung nicht gehalten werden, geschweige denn steigen und damit ist das Fiasko perfekt: Ohne Erregung gibt es auch keine Erektion.

WOHLFÜHLEN STATT LEISTUNGSSPORT

- **Lustvolle Sexualität ist Genuss an wohltuender Bewegung.** Wer auf seinen Körper hört, der spürt, ob dieser heute ausgepowert werden möchte oder eher sanfte Dehnungen braucht, und verhält sich entsprechend, was der Körper wiederum mit Wohlbehagen dankt. Körperliche Grenzen werden ernst genommen: Wenn etwas ziept, kneift oder wehtut, wird es nicht um jeden Preis durchgezogen. Nicht Leistung, sondern Wohlbefinden steht an erster Stelle. Was nicht ausschließt, dass manchmal auch die Freude über den eigenen Körper und sein gutes Funktionieren dazukommen kann.
- **Lustvolle Sexualität ist vergleichbar mit dem Spaß an gemeinsamen Fahrradtouren ohne den Druck, eine bestimmte Tagesleistung erbringen zu müssen.** Das Tempo ist so, dass es Gelegenheit gibt, sich an der Natur zu freuen und neugierig unbekannte Orte zu erforschen. Weil klar ist, dass man jederzeit eine Pause machen kann, kann man entspannt gemeinsam entscheiden, ob man den nächsten Hügel auch noch bewältigen will. Auch hier sind Stolz und Freude an der sportlichen Leistung nicht ausgeschlossen – aber das Vergnügen besteht nicht ausschließlich daraus, und es ist auch nicht davon abhängig. Wer nach fünf Kilometern die Tour abbricht, um in der Sonne zu liegen und frische Kirschen direkt vom Baum zu essen, wird vermutlich die vorbeifahrenden Rennfahrer mit ihren verkniffenen Gesichtern mitleidig betrachten.
- **Lustvolle Sexualität ist wie das Vergnügen, gemeinsam zu tanzen und sich aufeinander einzustellen, ohne sich Gedanken über die Beurteilung von Punktrichtern und die Platzierung zu machen.** Wichtiger ist die Freude an der Musik, daran, sich führen zu lassen und zu führen, oder an der spontanen gemeinsamen Entwicklung von Tanzfiguren, die manchmal vielleicht nicht besonders elegant aussehen, aber beiden Spaß machen.

Auch für Frauen gibt es diese Erwartungs-Angst-Kreisläufe. Auf Seite 111 finden Sie ein Beispiel dafür, wie der Versuch, die Schmerzen zu ignorieren, dazu führt, dass sie stärker werden oder sogar chronisch werden können, da der Körper in seinem Bemühen, durch Schmerzen vor Verletzungen zu warnen, immer empfindlicher wird.

Selbst wenn Sie unter einer solchen „Sexualstörung" leiden: Sie sind nicht gestört. In Wirklichkeit ist Ihr Körper Ihr Verbündeter. Er funktioniert perfekt, weil er verhindert, dass die Lust auf Sex Sie davon ablenkt, eine Gefahrensituation schnell und effektiv zu beenden. Ihr Körper zeigt Ihnen unmissverständlich, dass Leistungsdruck nicht mit sexuellem Vergnügen zu vereinbaren ist. Für „schneller – höher – weiter" steht er nicht zur Verfügung, jedenfalls nicht beim Sex. Lustvolle Sexualität ist kein Leistungssport.

Jemand, der verbissen an seiner persönlichen Leistungsoptimierung arbeitet, ist leider als Liebhaber wenig attraktiv. Der andere fühlt sich nicht gesehen und gemeint, und so enden die Anstrengungen, alles perfekt zu machen, in einem Fehlschlag. Schade um die Zeit und Energie!

WEITERDENKEN !

Nehmen Sie Ihr „Reisetagebuch" zur Hand und notieren Sie die Antworten auf folgende Fragen oder nutzen Sie die Arbeitsbögen unter www.desafinado.de/guter-sex-geht-anders.html.

- Welche Erfahrung habe ich bislang mit Konkurrenz gemacht?
- Kann ich glauben, dass es mehr als eine/n Sieger/in geben kann?
- Was macht für mich einen guten Liebhaber aus?
- Was bedeutet es, wenn jemand erotisch attraktiver ist als ich?
- Werde ich nur dann geliebt, wenn ich gut bin?
- Muss ich fürchten, ausgetauscht zu werde, wenn jemand besser ist?
- Will ich in einer Welt leben, in der das so ist?
- Bin ich selbst auf der Suche nach einem besseren Partner, einem besseren Liebhaber, der perfekten Geliebten?

Üben Sie „Fehler" zu machen

Als echte Perfektionistin oder als leistungsmotivierter Mann sollten Sie sich ausreichend Zeit nehmen, um auch Ihre Fähigkeit zu vervollkommnen, Fehler zu machen.

Notieren Sie fünf Dinge, von denen Sie überzeugt sind, dass Sie Ihnen beim Sex nicht passieren dürfen. Angenommen, eines davon lautet „dabei einschlafen", dann erforschen Sie bitte sehr genau bei den nächsten sexuellen Begegnungen, in welchen Situationen überhaupt die Gefahr bestünde einzuschlafen, was Sie jeweils dagegen unternehmen und wie es Ihnen damit geht. Im nächsten Schritt testen Sie aus, was wäre, wenn genau das passieren würde. Sie können Ihren Partner oder Ihre Partnerin fragen, wie diese reagieren würden. Finden Sie heraus, wie es sich anfühlt, für einen Moment dem Bedürfnis nachzugeben, sich beim Sex noch tiefer zu entspannen, trotz Einschlafrisiko.

Das Ziel dieser Übung ist nicht, dass Sie am Ende alle No-Gos unbeschwert verletzen (wobei auch das tatsächliche Einschlafen beim Sex eine wichtige Erfahrung sein kann), sondern dass Sie mehr über sich erfahren haben. Möglicherweise auch, dass ein und dasselbe in unterschiedlichen Situationen unterschiedlich dramatisch sein kann, und manchmal sogar nicht nur nicht schlimm, sondern sogar wohltuend und schön.

Eine weitere Stufe kann es sein, genau das, was Sie vermeiden, anzustreben – aber lustvoll. Wie können Sie gemeinsam und voller Freude mit dem oder der Liebsten darauf hinarbeiten, dass Sie einschlafen oder dass die Erektion ausbleibt oder dass Sie durch ungeschickte Bewegungen den ordnungsgemäßen Ablauf stören?

Wenn die Hürde unüberwindlich scheint, diese Übung durchzuführen, dann beginnen Sie mit „Trockenübungen". Notieren Sie sich für den morgigen Tag drei mögliche Fehler, die Ihnen unterlaufen könnten und die Ihnen unangenehm wären. Dann entspannen Sie sich, schließen die Augen und lassen vor Ihrem inneren Auge einen Film ablaufen, in welchem Ihnen der erste Patzer auf der Liste passiert. Bemerken Sie, wie Ihr Körper reagiert: Wo wird es eng? Wo wird Ihnen kalt, wo heiß und wie verändert sich der Atem? Stoppen Sie den inneren Film und betrachten Sie das Bild. Atmen Sie bewusst dreimal ein und aus. Konzentrieren Sie sich erneut auf das Bild. Angenommen, es ginge nicht darum, den Fehler zu vermeiden, sondern die Szene in diesem Film perfekter oder eleganter zu gestalten, wie würden Sie dies als Regisseur tun? Betrachten Sie die veränderte Szene und achten Sie auf Ihren Körper. Ziel ist nicht, dass Sie völlig cool bleiben oder Ihnen in Zukunft alles gleichgültig ist. Sondern es geht darum, wie Sie den Umgang mit Ihren Fehlern perfektionieren, weil diese Ihnen noch Ihr ganzes Leben lang passieren werden.

Das fünfte Geheimnis: Forschen statt Gedankenlesen

Das fünfte Geheimnis beschäftigt sich mit etwas eigentlich sehr Schönem, nämlich den Bemühungen, dem anderen seine Wünsche von den Augen abzulesen. Doch gut gemeint ist leider das Gegenteil von gut.

Ein guter Liebhaber verwöhnt die Geliebte, dass ihr die Sinne schwinden vor Lust. Eine Frau, die gut im Bett ist, erfüllt dem Bettgenossen, sei er weiblich oder männlich, sämtliche Wünsche, und zwar sowohl die ausgesprochenen als auch die unausgesprochenen und am besten auch noch die, von denen das Objekt der erotischen Fürsorge noch gar nicht wusste, dass die Erfüllung ihm Freude bereiten würde.

Doch woher wollen Sie eigentlich wissen, was dem anderen jetzt gerade angenehm ist? Mag er am ganzen Körper abgeschleckt werden oder kitzelt ihn das? Braucht sie jetzt eher mehr oder weniger Druck bei der Stimulierung – oder hält sie ihn bereits seit zehn Minuten für einen Tollpatsch, weil Tempo und Rhythmus nicht stimmen? Was für ein Minenfeld! Wer darüber nachdenkt, wird schnell feststellen, dass es eindeutig mehr Möglichkeiten gibt, etwas falsch zu machen, als Chancen, richtig zu liegen mit dem, was man da tut.

Und da helfen auch die unzähligen Sexratgeber nicht weiter. Was nutzt es Ihnen, wenn Sie ihn mit einer berauschenden erotischen Massage verwöhnen wollen, inklusive diverser abwechslungsreicher Stimulationstechniken, aber Ihr Geliebter Sie in diesem Moment lieber in den Armen halten und küssen möchte? Oder wenn sein Genuss getrübt ist von dem Gedanken, er sei Ihnen für Ihre aufopferungsvollen Bemühungen mindestens einen Orgasmus schuldig oder gar ebenfalls ein Liebesspiel, obwohl er doch eigentlich für beides heute viel zu müde ist?

> Wenn Sie beim Sex versuchen Gedanken zu lesen, begeben Sie sich auf ein Minenfeld.

Der wahre Experte für die Lust des Partners liegt neben Ihnen

Ein Journalist für eine Männerzeitschrift, die sich mit Lifestyle und Wellness beschäftigt, wollte von mir wissen, woran ein Mann im Bett erkennen könne, was die Partnerin jetzt braucht. Ich reagierte verblüfft: „Wieso fragen Sie *mich* das?“ Er begann seine Antwort mit: „Sie als Expertin und Sexualtherapeutin ...“ und ich musste lachen. „Sie glauben wirklich, dass es Antworten gibt, die für *alle* Frauen und in *jeder* Situation zutreffen? Dann haben Sie ehrlich gesagt keine Ahnung von gutem Sex! Anstatt irgendwelche Experten oder Zeitschriften zurate zu ziehen, sollte Ihr Leser sich an die einzig wahre Expertin wenden, die es gibt: Und das ist die Frau, die gerade neben ihm liegt.“

Darauf folgte eine längere Erklärung des Journalisten, warum es in Männerzeitschriften völlig ausgeschlossen sei, diesen hässlichen Standardsatz „Reden Sie mit Ihrer Partnerin“ zu drucken. Die Käufer erwarteten schließlich für ihr Geld einen klaren Benefit, nämlich einfache Antworten statt komplizierter und unerfreulicher Verhaltensaufforderungen ... Obwohl mir völlig klar war, dass seine armen Leser mit ein paar Standardaussagen oder Aufzählungen wie „Die 10 No-Gos beim Sex" auch nicht glücklich werden, weil nämlich das No-Go der einen Frau das größte Glück der nächsten sein mag, konnte ich die Sehnsucht nach klaren Sätzen gut verstehen.

Denn warum suchen so viele verzweifelte und verunsicherte heterosexuelle Liebhaber Rat in Männermagazinen? Weil sie von ihren Partnerinnen merkwürdig ungenaue Antworten auf ihre Fragen bekommen. Nicht wenige Frauen sind tatsächlich der Meinung, dass er doch spüren müsse, was sie jetzt braucht. Er solle doch bitte nicht nur die richtigen Techniken beherrschen, sondern auch intuitiv wissen, wann er sie einsetzen muss. Damit die Stimmung nicht unter einem unromantisch direktem Wunsch leidet, wird zart geseufzt in der Hoffnung, dass er die Botschaft „einen Zentimeter weiter nach oben und etwas fester" identifiziert und selig umsetzt.

Wenn es nicht ausgerechnet um Sex ginge, wäre jedem Menschen klar, wie bizarr der Anspruch ist zu wissen, ob Verhalten A, B oder C in Situation XY angemessen ist. Stellen Sie sich vor, Sie sind ein Mann und führen Ihre neue Freundin in ein Restaurant aus. Würden Sie vorher in einer Männerzeitschrift nachschlagen, welches Gericht Sie ihr bestellen sollen, damit die Angebetete nachher verzückt von Ihnen schwärmt? Und würden Sie an ihren Lippen hängen und jedes Zucken der Mundwinkel daraufhin auswerten, ob es jetzt Geflügel oder vegetarisch sein muss? Wohl kaum, Sie würden einfach fragen oder die Dame selbst bestellen lassen.

Und würden Sie ihn als Frau einfach machen lassen, ohne einen Wunsch zu äußern oder einzugreifen, wenn er Innereien für Sie bestellt, obwohl Sie diese verabscheuen? Würden Sie ihm in dieser Situation wirklich durch Augenaufschläge und Winden des Körpers vermitteln, dass Sie eine Mousse au Chocolat zum Nachtisch wünschen?

Selbst wenn ein begnadeter Koch zu einem Abendessen einlädt, fragt er nach, bevor er die Zutaten einkauft, ob eher etwas Leichtes oder Gehaltvolles gewünscht wird und ob es Dinge gibt, die gar nicht gegessen werden. Natürlich kann man auch ein Überraschungsmenü verabreden – aber dann sind sich alle Beteiligten darüber im Klaren, dass es gelingen oder auch schiefgehen kann.

WISSEN, WAS DU FÜHLST

Mentalisierung bedeutet in der Psychologie und Psychoanalyse, sich dessen bewusst zu werden, was in einem anderen Menschen und was in uns selbst vorgeht. Dazu interpretieren wir automatisch das Verhalten von uns und anderen, gehen also nicht nur auf das Verhalten des Gegenübers ein, sondern beziehen auch unsere eigenen Vorstellungen über dessen Überzeugungen, Gefühle, Einstellungen, Wünsche etc. ein, die dem Verhalten zugrunde liegen.

Empathie bezeichnet die Fähigkeit, Gedanken, Emotionen und Motive einer anderen Person zu erkennen und zu verstehen. Dazu gehört auch, auf Gefühle anderer zu reagieren, mit Mitleid, Trauer, Schmerz oder dem Impuls zu helfen. Die Grundlage der Empathie ist Selbstwahrnehmung. Je offener wir für unsere eigenen Gefühle sind, desto besser können wir die anderer deuten.

Das Wissen um den emotionalen Zustand des anderen Menschen kann wichtige Hinweise zu dessen Absichten geben. Dennoch besteht viel Spielraum für Fehlinterpretationen.

Nur beim Sex erwarten wir – egal ob Mann oder Frau – von uns, dass wir dem anderen die Wünsche von den Augen ablesen und so perfekt erfüllen, dass er noch lange gern und voller Zufriedenheit an unseren Beitrag zum gemeinsamen Sex denkt. Das ist ein Dilemma. Denn wir können nicht wissen, was der andere in diesem Moment erwartet oder wünscht, welche Berührung ihm oder ihr angenehm ist, was ihn oder sie erregt oder wonach er oder sie sich in diesem Moment wirklich sehnt.

Auf Empfang: Sie verpassen gerade das Beste

Ich möchte Sie zu einem kleinen Experiment einladen: Bitte lesen Sie weiter und streicheln dabei über Ihren Unterarm.

Richtig sicher wissen, was der andere braucht, könnten wir sowieso nur, wenn wir fähig wären, seine oder ihre Gedanken zu lesen. Wir sind zwar fähig zu mentalisieren (siehe Kasten) und können durch die Beobachtung eines anderen recht gut erschließen was in diesem vor sich geht und welche inneren Motive ihn bewegen, so zu handeln, wie er handelt. Doch in den 25 Jahren meiner beruflichen Tätigkeit habe ich noch niemanden getroffen, der die Kunst des Gedankenlesens zuverlässig beherrschte und genau wusste, was der andere im Bett braucht. Allerdings habe ich unzählige Männer und Frauen kennengelernt, die es verzweifelt probierten. Die beim Sex sehr aufmerksam auf alle Zeichen und Signale des anderen achteten, um herauszufinden, was jetzt angesagt sein könnte. Die sogar fähig waren, zu identifizieren, dass der andere gerade recht gebremst reagierte, und daraus ganz richtig schlossen, dass das, was gerade geschah, wohl nicht der Knaller war. Doch wenn sie sich dann darauf konzentrierten zu erraten, was für das Gegenüber lustvoller sein könnte, dann wurde es schwierig. Sie gerieten in Stress, ihre Berührungen wurden angespannter, und je länger sie sich bemühten, desto weniger wussten sie, was sie tun sollten und – noch schlimmer – desto weniger konnten sie ihren eigenen Körper spüren. Und damit gab es plötzlich zwei Menschen, die an dieser sexuellen Begegnung nicht mehr besonders viel Spaß hatten.

Bitte unterbrechen Sie Ihre Lektüre für einen kurzen Moment und konzentrieren sich jetzt eine Minute lang darauf, wie Sie Ihren Unterarm streicheln.

Blättern Sie erst anschließend weiter.

Vergleichen Sie:

- Wie viel konnten Sie spüren, als Sie beim Streicheln den Text lasen?
- Wie viel konnten Sie spüren, als Sie sich nur auf das Streicheln konzentrierten?

Gedankenlesen braucht mindestens genauso viel Aufmerksamkeit wie das Lesen eines Textes (und birgt deutlich mehr Missverständnisse). Je mehr Sie sich auf den Partner konzentrieren und versuchen, diesem Vergnügen zu bereiten, desto größer ist die Gefahr, dass sie den Kontakt zum eigenen Körper und seiner Lust zu verlieren. Im ungünstigsten Fall endet es mit zwei Menschen, die mit weit ausgefahrenen Antennen versuchen sich auf den anderen einzustimmen und dadurch gegenseitig nicht die Erregung, sondern die Anspannung verstärken.

> Je mehr Sie sich darauf konzentrieren, der Liebsten Vergnügen zu bereiten, desto weniger Kontakt haben Sie zu Ihrem eigenen Genuss.

Der Anspruch, ein guter Liebhaber und eine gute Liebhaberin zu sein, der oder die genau weiß, was der andere jetzt braucht und ihn damit verwöhnt, ist ein Stressfaktor beim Sex. Und Stress schließt nun mal Genuss aus (siehe Kasten auf Seite 100). Also unterbricht der Körper das Geschehen mit einer Störung. Das ist doch eine gute Gelegenheit, innezuhalten und noch mal nachzudenken.

Vom Wissen und Wünschen

Selbst wenn wir sehr richtig annehmen, dass sie sich begehrt fühlen will oder dass er sich einen Orgasmus wünscht, können wir nicht sicher wissen, was der oder die Geliebte in diesem Moment ganz konkret braucht, damit sich der Wunsch erfüllt. Wenn der Partner uns schon sehr lange und sehr gut kennt, kann er es vielleicht erahnen. Oder auch nicht. Warum um Himmelswillen geben wir ihm nicht einen Hinweis? Es ist doch grausam, ihn zappeln zu lassen! Es wäre so einfach, ihn zu entlasten, indem wir einfach sagen, was jetzt gut tut. Oder einfach seine Hand nehmen und sie an die richtige Stelle führen!

Wie bitte? Reden ist unerotisch? Als ob Klappehalten und Über-sich-ergehen-lassen erotischer wäre. Nur wenn beide zeigen, was sie wollen und was nicht, und gemeinsam einen Spielraum für Vergnügen schaffen, ist auch spielerische Erotik möglich. Es müssen ja auch nicht zwingend Worte sein.

Und trotzdem fällt es ganz vielen Menschen sehr schwer, wie ich in meinem Buch „Warum machst du mich nicht glücklich?“ ausgeführt habe.

- In dem Moment, in dem Sie einen Wunsch äußern oder zeigen, was Sie brauchen, sind Sie nackter als nackt. Sie zeigen, dass es etwas gibt, was in diesem Moment nur der andere Ihnen geben kann, etwas, auf das Sie angewiesen sind, damit es richtig schön wird. Für viele Menschen ist das bedrohlich, denn ja, sie sind abhängig davon, dass der andere diesen Wunsch erfüllen mag, abhängig von seiner Entscheidung. Er könnte ja schließlich schockiert sein („Auf sowas stehst du?“), er könnte es unangenehm finden („Igitt“), er könnte ablehnen („Da habe ich kein Bock drauf“), er könnte widerwillig drauf eingehen („Wenn dir das Spaß macht ...“) oder sich sehr bemühen, es richtig zu machen, was aber nur dazu führt, dass Sie beide angespannt sind („Ist es gut so, Schatz?“). Es ist viel ungefährlicher, nichts zu brauchen, lieber nichts zu sagen, als sich einer solchen Reaktion auszuliefern. Eine nachvollziehbare Entscheidung – mit bedauerlichen Konsequenzen für die Lust.
- Der zweite Haken beim Wünschen ist, dass auch derjenige, an den sich die Bitte richtet, selten freudig reagiert. Sondern es besteht die Gefahr, dass er sich kritisiert, infrage gestellt und abgewertet fühlt („Das, was ich gemacht habe, gefällt dir also nicht!“). Ein Klient von mir reagierte geradezu empört, wenn seine Partnerin ihn bat, den Rhythmus genau jetzt bitte nicht zu unterbrechen. Wie kommt

sie dazu, ihm vorzuschreiben, was er im Bett zu tun hat! Unverschämtheit! Wer seinen Partner gut kennt, weiß, wie er auf einen Wunsch reagiert. Und verzichtet im Zweifel lieber darauf.

Doch was ist die Alternative? Manche geben auf und informieren den anderen nur noch mittels Vorwürfen über ihre (unerfüllten) Wünsche. Anstatt einen direkten Wunsch beim Sex zu äußern („Noch nicht – meine Klitoris braucht noch etwas Zuwendung, damit ich richtig in Fahrt komme") heißt es dann später: „Dein stumpfer Reinraus-Sex ist so was von Lust tötend, nie kommst du mal auf die Idee, mich mit einem Vorspiel zu verführen!" Damit hat sich das Thema Sex meistens erledigt, zumindest, was das Vergnügen im Bett angeht. Als Streitthema bleibt es dem Paar allerdings noch lange erhalten.

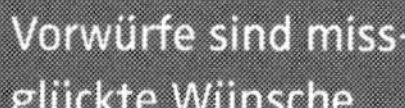
Vorwürfe sind missglückte Wünsche.

Wenn Sie den Wunsch nach Lust und Genuss jedoch nicht aufgeben wollen, bleibt die Frage, ob Sie im Bett bekommen können, was Sie brauchen, ohne sich dem Risiko auszusetzen, dass Ihr Wunsch entweder nicht erfüllt wird oder zu Spannungen führt. Die meisten Menschen versuchen es nonverbal. Das ist weniger gefährlich als ein Wunsch, denn dann kann man sich sagen, dass der andere es vielleicht nicht richtig verstanden hat und nur deshalb nicht erfüllt. Das ist besser auszuhalten als ein Nein. Andersherum kann man sich dumm stellen, wenn man eine korrekt entzifferte nonverbale Bitte nicht erfüllen mag. Allerdings erhöht sich auf diese Weise auch die Quote von unerwünschten Missverständnissen und manchmal bewirken Sie sogar das Gegenteil von dem, was gewünscht war. Das Ergebnis ist, dass beide ihre sexuellen Begegnungen deutlich weniger genießen, als sie es könnten.

Julia fand es nämlich sehr aufregend und erotisch, wenn sie zart am Hals geküsst, geleckt und beknabbert wurde. Leider tat Rainer das sehr selten. Bei jeder sexuellen Begegnung küsste sie ihn ausgiebig vom Schlüsselbein bis zum Ohr, um ihn auf die Idee zu bringen, dies doch auch bei ihr zu tun. Rainer fand das furchtbar, dieses Kribbeln und Kitzeln. Weil er (irgendwie halb-richtig) dachte, dass Julia sehr darauf steht, ließ er sie gewähren. Doch er hütete sich, Julia eine solch unangenehme Erfahrung zuzumuten und vermied es, ihren Hals mit Fingern oder Mund zu berühren. Je weniger er es tat, desto häufiger versuchte sie ihn dadurch zu animieren. Und desto weniger war er bereit, es zu tun.

Nonverbal zu wünschen birgt die Gefahr von Missverständnissen.

Was will ich?

Die Welt, die Liebesbeziehungen und der Sex könnten so viel schöner sein, wenn wir die Verantwortung für unsere Befriedigung abgeben dürften. An den perfekten Liebhaber, die vollkommene Geliebte, jemand, der (oder die) uns unsere Wünsche von den Augen abliest. Dann müssten wir uns nicht selbst fragen, was wir wollen, was wir brauchen, und was uns gerade stört ... Und vor allem, wir bräuchten nichts dafür zu tun, damit wir das bekommen, was wir brauchen.

Zum Glück gibt es diese wenigen wunderbaren Momente, wo dies möglich scheint und einfach alles passt. In den meisten Fällen jedoch tut der Partner das Beste, was ihm in diesem Augenblick einfällt. Und das ist manchmal recht schön und manchmal nicht so richtig gut. Vielleicht haben Sie Glück und es ist jemand, der Sie fragt: „Was würde dir jetzt gefallen?“ Hätten Sie eine Antwort? Und würden Sie sie auch geben?

Erinnern Sie sich noch an Volker und Simone (Seite 54)? In seinem verzweifelten Bemühen, Simones Lust wieder anzuregen, konzentrierte sich Volker immer stärker auf sie. Hatte sie nicht gerade tiefer geatmet, als er ihre Brustwarzen stimulierte? War das jetzt ein glückliches oder gequältes Lächeln auf ihrem Gesicht? „Ich würde alles für dich tun im Bett!“, sagte er in der Beratung. „Du musst mir nur sagen, was dir gefällt!" Doch Simone reagierte auf dieses Angebot gar nicht erfreut, sondern wurde sichtbar sauer. „Das ist so typisch für dich", sagte sie. „Du willst nur eine Bedienungsanleitung. Und dann würdest du alle Knöpfe in der angegebenen Reihenfolge drücken und glauben, das macht mich an. Dabei ist das so was von unerotisch!"

Sie hat völlig Recht. Nicht nur er versucht, ihre Wünsche zu erfüllen, auch sie liest seine Gedanken und vermutet (meist ganz richtig), dass er, je länger er das abarbeitet, was angeblich bei ihr funktioniert, umso inständiger auf seine Belohnung in Form von aufflammender Leidenschaft hofft. So entsteht bei ihr immer mehr Druck.

Doch auf der anderen Seite: Wie gehen Sie mit sich selbst und Ihrem Partner oder Ihrer Partnerin um, wenn Sie zulassen, dass er oder sie mühevoll mittels Versuch und Irrtum herausfinden muss, ob Sie zarte oder feste Berührungen bevorzugen, einen langsamen oder schnellen Rhythmus und welche Stellen zu welcher Gelegenheit bei Ihnen ganz besonders empfänglich für Berührungen sind? Wie unsicher und ungeschickt muss sich der andere vorkommen, und wie angespannt wird Ihr eigener Körper sein, wenn es bereits mehrfach geziept und gekitzelt hat ... die Chance, dass selbst normalerweise schöne Berührungen unter diesen Bedingungen noch lustvoll sind, sinkt rapide.

Keine Ahnung ist eine gute Voraussetzung

Es ist erstaunlich, wie viele langjährige Paare nicht genau wissen, welche Art Stimulation der andere wirklich mag. Denn sie halten es für unromantisch/unsensibel/dumm (suchen Sie es sich aus), den andern zu fragen. Und für egoistisch/unromantisch/peinlich/belehrend (Sie können wieder wählen), dem andern etwas darüber zu sagen. Oder gar zu zeigen.

Doch keine Sorge, das ist hier kein Plädoyer für eine geschäftsmäßige Auftragserteilung im Bett (oder wo auch immer) à la „Bitte kraul mir erst den Nacken, hauche dann an meinem Hals entlang, bis ich Gänsehaut bekomme, und dann küsse ganz zart meine Brustwarzen ...“ Stattdessen möchte ich Sie einladen, mutig zu sein. Denn ja, es braucht Mut, um sich selbst und dem Partner oder der Partnerin einzugestehen, dass Sie keine Ahnung haben, was für ihn oder sie heute schön ist. Manchmal weiß man es ja noch nicht einmal für sich selbst, sondern findet auch das erst im Kontakt heraus.

Und nach diesem Eingeständnis können Sie endlich aufhören, einander sorgfältig zu beobachten. Sie müssen Hinweise auf mögliche Unzufriedenheit oder Beglückung nicht mehr frühzeitig identifizieren. Sie müssen tatsächlich gar nichts wissen, solange Sie bereit sind, alles herauszufinden. Gehen Sie gemeinsam auf eine entspannte Forschungsreise: Wie fühlt es sich an, mit der Nase seine Flanken abzufahren? Wie schmeckt eigentlich ihr Ellbogen? Und weil es eine Forschungsreise ist, bei der Sie beide keine Ahnung haben – aber viel Lust, herauszufinden, was schön ist –, ist es wichtig, die Forschungsergebnisse zu teilen: „Das macht mir eine wohlige Gänsehaut, bitte noch mal!“ Oder auch: „Etwas fester wäre noch schöner“ und „Mach das bitte noch mal, aber ein bisschen tiefer“ ...

Sie müssen gar nichts wissen, solange Sie bereit sind, alles herauszufinden.

Die Voraussetzung dafür ist allerdings, dass jeder sich unbefangen auf seine eigenen Körperwahrnehmungen konzentriert – was nicht schwer sein sollte, wenn Sie auf die ängstliche Beobachtung der Großwetterlage im Gesicht des anderen verzichten können. Gehen Sie davon aus, dass der/die andere Sie sowieso auf dem Laufenden hält. Der Vorteil liegt auf der Hand: Was der andere empfindet, können Sie nur vermuten. Was Sie selbst spüren, wissen Sie genau. Anstatt sich an einer unlösbaren Aufgabe zu erschöpfen, konzentrieren Sie sich auf das, was Sie tatsächlich selbst am besten können.

WERDEN SIE FORSCHER STATT GEDANKEN LESEN ZU WOLLEN

- Der Versuch, die Wünsche des anderen zu erahnen und zu erfüllen, ist zum Scheitern verurteilt.
- Konzentrieren Sie sich lieber auf etwas, was Sie wirklich gut können. Konzentrieren Sie sich auf Ihren inneren Kompass.
- Zeigen Sie, was Ihnen gefällt oder was in diesem Moment für Sie schön wäre.
- Machen Sie es dem anderen nicht so schwer und geben Sie ihm einen Hinweis, wenn etwas unangenehm ist oder schöner sein könnte.
- Machen Sie es sich selbst nicht schwerer als nötig, sondern stellen Sie unbefangen „dumme" Fragen.
- Gehen Sie gemeinsam auf Entdeckungsreise. Probieren Sie gemeinsam Dinge aus. Sie beide tragen dazu bei, dass die Reise spannend und erfüllend wird, Umwege und Sackgassen inbegriffen.

Wer guten Sex will, sollte aufhören, mühselig zu erraten, was der oder die Liebste jetzt braucht. Erst dann können sich beide auf das konzentrieren, was leicht ist, nämlich zu spüren, was einem gut tut und was einem gerade gefällt. Gemeinsam nutzen Sie diese Informationen aus erster Hand für Ihr Vergnügen zu zweit.

Angst etwas falsch zu machen? Aber als Forschungsreisende können Sie doch gar nichts falsch machen! Wenn Sie etwas ausprobieren, was dem oder der Liebsten nicht gefällt, werden Sie es erfahren. Und das ermöglicht Ihnen dann, unbeschwert etwas anderes auszuprobieren, was Ihnen selbst gefällt – und vielleicht auch Ihrem Gegenüber. Und wenn Sie selbst etwas ziept, kneift oder unangenehm ist, wird sich Ihr Partner bzw. Ihre Partnerin freuen, wenn er das erfährt – denn es entlastet ihn nämlich von dem Druck, schon im Vorfeld wissen zu müssen, was unangenehm sein könnte – und nichts bremst die Neugier und die Abenteuerlust gründlicher aus, als dieser Anspruch.

Spielen Sie nicht mehr den Experten oder die Expertin, sondern gehen Sie gemeinsam auf Entdeckungsreise. Stellen Sie unbefangen

„dumme Fragen“ und probieren Sie gemeinsam Dinge aus. „Fehler“ sind dann keine Katastrophe mehr, sondern wertvolle Hinweise. Dann können Sie Ihren eigenen Körper und seine lustvollen Empfindungen endlich genießen, anstatt weiter angestrengt und erfolglos zu versuchen, sich in den Körper Ihres Partners hineinzuversetzen. Es ist paradox: Zwei Menschen, die sich darauf konzentrieren, den anderen glücklich zu machen, fühlen sich dabei meist einsamer, als ein Paar, dass gemeinsam auf der Suche nach Genuss ist. Diese sind Komplizen auf der Reise zur Lust und freuen sich an dem, was jeder dazu beiträgt, auch an einem „Nein“ oder einem „So nicht“.

WEITERDENKEN !

Nehmen Sie Ihr „Reisetagebuch“ zur Hand und notieren Sie die Antworten auf folgende Fragen oder nutzen Sie die Arbeitsbögen unter www.desafinado.de/guter-sex-geht-anders.html.

- Denken Sie an eine besonders schöne sexuelle Situation: Mit wie viel Prozent Ihrer Aufmerksamkeit waren Sie bei dem, was in Ihrem Partner oder Ihrer Partnerin vor sich ging?
- Denken Sie an die „ganz normalen“ sexuellen Begegnung der letzten Zeit: Wie häufig versuchen Sie herauszufinden, was in Ihrem Partner oder Ihrer Partnerin vor sich geht?
- Was mag den anderen wohl hindern, Ihnen zu sagen, was in ihm vorgeht?
- Sagen Sie, was Sie brauchen?
- Was würde geschehen, wenn Sie es noch mehr tun?

Stellen Sie Fragen beim Sex

Die folgende Übung wird hart. Ich empfehle Ihnen, sich zunächst einzustimmen mit „Zwei Minuten Achtsamkeit“ (Seite 87). Schließen Sie dann die Augen und machen Sie sich bewusst, dass Sie in Ihrem eigenen Körper stecken. Wunderbarerweise können Sie die Welt durch ihn wahrnehmen und auch die angenehmen und unangenehmen Empfindungen, die eine sexuelle Begegnung mit Ihrem Liebsten auslösen. Während Sie alle Informationen zur Kenntnis nehmen, die Ihr Körper Ihnen sendet (kühl, Summen einer Fliege, riecht lecker, die Nachbarn backen wohl Kuchen, mein Fuß schläft gleich ein), versuchen Sie zu spüren, was wohl im Körper Ihres Partners vor sich geht. (Sein Magen knurrt – vielleicht hat er Hunger? Sein Atem geht schneller – er ist verärgert? Erregt?) Er ist gar nicht im Raum? Kein Problem, versuchen Sie es trotzdem. Vergleichen Sie das Ergebnis mit den Empfindungen Ihres eigenen Körpers.

Mit hoher Wahrscheinlichkeit kommen Sie zu dem Schluss, dass Sie kaum etwas wissen. Atmen Sie weiter und achten Sie darauf, welche Gefühle diese Tatsache auslöst. Bedauern? Enttäuschung? Anspannung? Führen diese Gefühle dazu, dass Sie besser wahrnehmen können, was im Körper der Liebsten vor sich geht? Vermutlich nicht. Stellen Sie sich der grausamen Wahrheit: Sie wissen es nicht. Atmen Sie ruhig weiter und finden Sie heraus, ob Sie sich mit der Tatsache anfreunden können, dass auch Sie wie alle andern Menschen dieser Welt keine Ahnung haben, was der Körper Ihrer Partnerin oder Ihres Partners empfindet.

Probieren Sie, ob Sie aus dieser Haltung heraus neugierige Fragen an den andern haben, die Sie ihm stellen können, Fragen wie: „Wie ist das für dich?“ oder „Wie fühlt sich das eigentlich an?“ Entwickeln Sie ein inneres Bild von zwei Entdeckungsreisenden, die voller Staunen versuchen herauszufinden, was es alles gibt. Es geht nicht darum, irgendetwas richtig zu machen. Sie sind neugierig und interessiert.

Sollte der Mensch an Ihrer Seite den Verdacht äußern, dass Sie nur darauf aus sind, sich Ihre unvergleichlichen Qualitäten als Liebhaber(in) bestätigen zu lassen, oder findet, dass Sie wie eine Handwerkerin an ihm herumdrücken und wissen wollen, ob das jetzt funktioniert, dann können Sie das leicht ausräumen. Nämlich indem Sie dankbar für alle Informationen sind, auch und gerade wenn die Rückmeldungen nicht positiv ausfallen. Großartig! Es wurde höchste Zeit, dass Sie davon erfahren! (Möglicherweise wollen Sie einmal tief durchatmen und sich kurz auf Ihren Körper konzentrieren. Erinnern Sie sich, dass Sie nicht wissen *können,* was sich für den oder die Liebste gut anfühlt.) Fragen Sie ruhig weiter. „Zeigst du mir, was du lieber magst?“ Oder zeigen Sie Ihre Unsicherheit „Manchmal habe ich Angst, dass es dir zu fest ist und weh tut, wie ich deinen Penisschaft reibe ...“

Bitte notieren Sie Fragen, die Sie bei nächster Gelegenheit dem Partner beim Sex stellen wollen. Nehmen Sie sich für jede sexuelle Begegnung neu vor, es auch dieses Mal wieder zu tun. Suchen Sie nach Gelegenheiten, zu denen Sie die Frage stellen.

Das sechste Geheimnis: Improvisieren statt Kopieren

Das sechste Geheimnis weist auf etwas ganz Wichtiges hin: Wenn Sex schön sein soll, dann muss er lebendig bleiben und auf die Situation, die Stimmung der beiden Beteiligten, und vieles andere reagieren. Doch das geht nur, wenn wir bereit sind, gemeinsam zu improvisieren.

„Love is like a never-ending melody, poets have compared it to a symphony. A symphony conducted by the lighting of the moon, but our song of love is slightly out of tune ...“

Ich liebe diesen Bossa nova von Carlos Jobim. Nicht umsonst heißt meine Praxis wie dieses Lied „Desafinado“. Das ist portugiesisch und bedeutet „verstimmt, schief, schräg, disharmonisch“.

Wenn die Liebe wie in diesem Song eine niemals endende Melodie ist oder gar wie eine Symphonie, die vom Licht des Mondes dirigiert wird, dann kommt zwangläufig der Moment, in dem die beiden Beteiligten feststellen, dass sie nicht aufeinander eingestimmt sind und ihr Liebeslied disharmonisch klingt. Das gilt für den Alltag genau wie für den Sex. Zwei Menschen, die zum ersten Mal miteinander ins Bett gehen, können zwar dieselbe Symphonie spielen – dennoch müssen sie herausfinden, wer welchen Part übernimmt und welche Dynamik das Ganze haben soll. Das gelingt mehr oder weniger gut. Bei weiteren Wiederholungen versucht man sich möglicherweise an anderen Musikstücken und -stilen. Wie sehr die beiden dieses gemeinsame Tun genießen, das ist allerdings abhängig davon, wie sie reagieren, wenn es zu Missklängen kommt, wenn die Tonart nicht stimmt, wenn einer von beiden aus dem Rhythmus kommt oder wenn einer es leid ist, immer nur die erste oder die zweite Geige zu spielen ...

In dem empfehlenswerten Film „Don Juan De Marco" von 1995 erklärt der Held (Johnny Depp), dass der Körper einer Frau wie eine Violine sei, die ein Liebhaber gekonnt zum Klingen bringen kann. Er beschreibt ausführlich, was dafür nötig ist: nämlich Feinfühligkeit, aber auch Entschiedenheit im richtigen Moment, aufmerksames Zuhören sowie eine Technik, die den individuellen Ton jedes Instrumentes optimal zur Geltung bringt. Ich vermute, dass nicht wenige Zuschauerinnen sehnsuchtsvoll aufseufzen und davon träumen, endlich einmal in die Hände eines solchen Virtuosen zu fallen.

Weitere Informationen finden Sie unter
www.desafinado.de/guter-sex-geht-anders.html, Anmerkung 6

Nur ich saß damals im Kino und stöhnte nicht vor Entzücken, sondern vor Ärger. Ich gönne zwar jeder Frau eine erotische Fantasie von ihrer Begegnung mit Don Juan De Marco (oder Johnny Depp, wenn ihr das lieber ist). Doch wenn sie diese Inszenierung eines lustvollen Tagtraums mit realem Sex verwechselt, dann wird das Ganze zu einem Alptraum werden. Aus sexualtherapeutischer Sicht sorgt nämlich genau dieses Bild eines idealen Liebhabers für eine Menge vermeidbare Unzufriedenheit. (Selbst wenn ich ansonsten dem Kernplädoyer des Films für etwas mehr Unvernunft und Romantik im Alltag von ganzem Herzen zustimme!)

Dann kannst du tun mit mir, was ich will

Natürlich wäre es wunderbar, wenn Sie sich einfach dem oder der Geliebten überlassen könnten, und wenn dieser Mensch ganz genau wüsste, was zu tun ist. Wenn Sie ihn machen lassen können, weil er das tut, was Sie brauchen. Dann könnten Sie einfach die Kontrolle aufgeben und sich auf den Wogen der Lust dahin treiben zu lassen. Das geht sogar. Doch es ist nicht von der erotischen Fingerfertigkeit des anderen abhängig, sondern von Ihnen selbst.

„Ich kann mich einfach nicht fallen lassen!" Das ist ein Satz, den ich in der Sexualberatung häufig höre. Ich finde die Formulierung genial, denn sie enthält Problem und Lösung zugleich, selbst wenn das in den Beratungsgesprächen zunächst nur mir auffällt. Doch wenn Sie darüber nachdenken – finden Sie nicht auch den Anspruch merkwürdig, dass man sich beim Sex fallen lassen soll? Im wahren Leben sind die Leute viel vernünftiger. Im Ernst, niemand würde von einem Dach springen, ohne vorher zu prüfen, ob der Boden nicht zu weit entfernt und der Untergrund weich ist. Und wenn Sie sich in einen Fluss stürzen, ohne schwimmen zu können, dann wird das kein Vergnügen, sondern eine Angstpartie, selbst wenn Ihnen wohlmeinende Menschen vom Ufer zurufen, sie sollten sich doch einfach der Strömung überlassen, anstatt so verkrampft mit den Armen zu rudern.

Das ist in der Sexualität ganz genauso. Wer sich dort fallen lassen will, muss darauf vertrauen können, dass es schön wird. Jetzt erklären Sie mir aber bitte nicht, dass Sex doch sowieso und immer schön ist. Dazu weiß ich (wie Sie) einfach zu viel von unangenehmem Reiben an empfindlichen Stellen, von zu schnellen oder zu heftigen Bewegungen, von eingeschlafenen Beinen, unabsichtlichem Ziepen, Kneifen, Kitzeln oder langweiligem Gefummel. Und all das kann auch dem verliebtesten Paar und dem begabtesten Liebhaber (jawohl!) passieren.

Sie können also solche Missgeschicke beim Sex nicht ausschließen. Doch Sie sollten sie nicht erdulden, jedenfalls nicht, wenn Sie sich beim Sex fallen lassen wollen. Der Schlüssel zur völligen Hingabe an die Lust ist die Kontrolle. Also rate ich denjenigen Frauen und Männern, die meine Praxis wegen ihrer Hingabe-Probleme aufsuchen: „Ignorieren Sie es nicht mehr, wenn Ihnen etwas zu viel oder unangenehm wird. Egal, wie gut es gemeint ist: Wenn es Ihnen nicht gefällt, ist es auch nicht richtig für Sie!"

Und das meine ich ernst. Zeigen Sie, was Sie nicht mögen – oder wünschen Sie sich etwas anderes. Stoppen Sie sofort, wenn etwas weh tut. Es gibt genug andere vergnügliche Dinge, die Sie beim Sex stattdessen tun können. Versuchen Sie darauf zu vertrauen, dass der Partner auf Ihre Unterbrechung positiv reagiert (das sollte er, denn mit jemandem, der sagt, wie es noch schöner wäre, kann man tatsächlich fantastischen Sex haben!). Und lernen Sie sicherheitshalber, auf blöde Reaktionen gelassen zu reagieren.

Interessanterweise verstehen meine Klientinnen sofort, was ich meine. Sie werden nachdenklich und fragen noch einmal nach: „Das Kontrollbedürfnis ist also gar keine Störung, sondern sinnvoll?" Unbedingt! Denn nur, wer die Kontrolle übernehmen kann, wenn etwas schief läuft, kann sich genüsslich allem hingeben, was gut läuft.

Nur wenn Sie die Kontrolle übernehmen können, wenn etwas schief läuft, können Sie sich genüsslich allem hingeben, was gut läuft.

Sagen Sie sich einfach das, was bei der Kindererziehung heute gang und gäbe ist: Sie sollten alles probieren, müssen aber nichts aufessen. Dadurch können Sie sich entspannt auf vieles einlassen, denn wenn Sie feststellen, es gefällt Ihnen nicht, können Sie es sofort beenden. Wie bitte? Einfach abbrechen? Wird der Partner dann nicht furchtbar enttäuscht sein? Ja vielleicht ist er enttäuscht, wenn Sie nach einigen zarten Küsse auf sein Glied merken, dass sie mehr

Spaß daran haben, sich an ihn zu schmiegen und seine Berührungen zu genießen. Doch was ist die Alternative? Dass Sie ihn pflichtschuldig mit dem Mund verwöhnen? Na klar, das wäre toll für ihn – wenn es Ihnen Spaß macht. Doch wie blöd muss er sich vorkommen, wenn er auf diese Weise einen wunderbaren Orgasmus hatte und anschließend in ihr gelangweiltes Gesicht schaut, während Sie versuchen, den Widerwillen zu verbergen, der in den letzten fünf Minuten in Ihnen entstanden ist? Etwas abzubrechen, was einem von beiden keinen Spaß macht, ist keine Katastrophe, sondern ein Liebesbeweis.

Sich einstimmen

Männer, die überzeugt davon sind, dass sie beim Sex für die Lust der Partnerin verantwortlich sind, arbeiten sich an einer unlösbaren Aufgabe ab. Nicht nur müssen sie die Liebste virtuos befriedigen, sondern sie müssen diese Bemühungen auch noch mit ihrer eigenen Lust koordinieren. Der Sexualtherapeut Bernie Zilbergeld weist in seinem empfehlenswerten Buch „Männliche Sexualität" darauf hin, dass diese verbreitete Überzeugung den Männern letztlich abverlangt, nicht nur das Solo zu spielen, sondern gleichzeitig auch noch das ganze Orchester zu dirigieren. Jeder, der schon mal ein klassisches Konzert gehört hat, weiß, dass die Musik unter diesen Umständen bestenfalls mittelmäßig klingen wird.

Und wo ich gerade dabei bin, will ich auch gleich noch zwei weitere Haken aufzählen, die dieser Anspruch an sich selbst hat. Erstens: ein Virtuose wird nur, wer jahrelang täglich viele Stunden übt. Dabei spielt man auch nicht nur immer dieselbe Etüde, sondern man wagt sich zunehmend an schwierige Herausforderungen, an denen man zunächst scheitert, aber man gibt nicht auf, bist man auch die neue Sonate (oder den Ragtime) beherrscht. Zweitens: Beim Sex geht es nicht um ein bravouröses Solo, sondern um ein Zusammenspiel. Erotische Begegnungen sind kein Musikstück mit festgelegter Partitur, immer gleich bleibenden Stimmen sowie richtigen oder falschen Einsätzen. Genau wie die Musik, die wir gern hören, so wechselt je nach Stimmung und Situation auch das, was wir beim Sex mögen. Es unterscheidet sich in Rhythmus und im Tempo, aber auch im Stil (manchmal ist ein frecher Rap genau richtig, zu einer anderen Gelegenheit muss es einfach ein langsamer Blues sein). Und weil jeder der beiden Beteiligten seinen eigenen Körper als Instrument mitbringt, seine aktuelle Stimmung und die daraus resultierenden Bedürfnisse, ist die Musik, die beide zusammen machen, **immer** eine gemeinsame Improvisation.

Wie die Musiker und Musikerinnen einer Jamsession einigt man sich auf eine Grundstruktur, und natürlich hat man bestimmte Vorlieben, die einfließen. Doch alles wird in Tempo, Stil und Melodik so variiert, damit es für diese Situation stimmt. Manchmal macht ein Paar langsame Liebe, ein anderes Mal wilden und kurzen Sex und wieder ein anderes Mal gehen die beiden vom stimulierenden Streicheln ohne Orgasmus wieder zum Küssen und Kuscheln über. Dadurch wird der gemeinsame Sex nicht nur aufregender (es ist nicht von vornherein klar, was jetzt passiert), sondern auch befriedigender (was zwischen den beiden entsteht, ist genau das, was zu ihrer Stimmung und zu ihren Bedürfnissen passt).

Doch damit dies gelingt, muss eine wichtige Voraussetzung erfüllt sein. Um gemeinsam mit viel Spaß improvisieren zu können, sollte jeder der Musiker sein Instrument kennen und beherrschen. Kein Stress. Sich zu kennen, bedeutet nicht, 27 heiße Sexszenarios in petto zu haben, sondern es geht darum, den eigenen Körper gut zu spüren, ihn als erotisch erleben zu können und zu wissen, wie er sexuell reagiert. Ebenfalls unverzichtbar ist es, aufmerksam für die eigenen Stimmungen und Gefühle zu sein. Wie wollen Sie sich harmonisch auf den anderen einstimmen, wenn Sie nicht auf sich selbst hören?

Um gemeinsam mit viel Spaß improvisieren zu können, sollte jeder der Musiker sein Instrument kennen und beherrschen.

Anna und Andreas haben drei kleine Kinder. Da bleibt kaum Zeit füreinander, denn abends sind beide nur noch erschöpft. Es war ihnen aber wichtig, sich als Liebespaar nicht aus den Augen zu verlieren, und so hatten sie es mit einigem organisatorischen Aufwand fertig gebracht, dass sie an einem Vormittag in der Woche zwei Stunden füreinander hatten, wenn die Kinder im Kindergarten und der Schule waren. Anfangs waren sie sofort zurück ins Bett gegangen, hatten gekuschelt, etwas erzählt, einander gestreichelt und, wenn sie Lust bekamen, auch miteinander geschlafen. Doch jetzt hatte sich etwas verändert. Andreas freute sich weiter auf die „Schäferstündchen", Anna allerdings spürte, wie in ihr ein Widerstand dagegen wuchs.

Im Gespräch versuchte ich sie zu unterstützen, ihre Vorbehalte ernst zu nehmen und genauer zu erforschen. „Eigentlich ist es immer sehr schön", sagte sie. „Doch inzwischen hat es eine Routine, die mich unter Druck setzt. Ich weiß, dass du das gar nicht so meinst, aber ich denke ganz schnell, jetzt muss ich funktionieren und auch Lust haben." „Wie war es denn beim letzten Mal?", frage ich sie. „Was hätte Ihnen Spaß gemacht?" Sie denkt etwas nach. „Es war so schönes Wetter. Ich wäre gern draußen gewesen. Einen Spaziergang im Wald oder auch joggen gehen. Und ein Eis essen in der neuen Eisdiele, die so nett aussieht! Und dann mussten wir ja auch noch besprechen, wie wir das mit den Kindern organisieren in der betreuungsfreien Zeit. Auf das Gespräch hatte ich zwar überhaupt keine Lust, aber es hat mir Druck gemacht zu wissen, dass wir es später abends in Hektik regeln müssen."

Wenn Anna auf sich hört, weiß sie sehr genau, was sie braucht. Das hilft ihr und Andreas, sich aufeinander einzustimmen, vorausgesetzt, sie hält es nicht zurück. Sobald die beiden nicht mehr erwarteten, dass ihre „Schäferstündchen" immer einem ähnlichen Ablauf folgten, sondern sich zu Beginn ihrer freien Zeit verschwörerisch anschauten und gemeinsam überlegten, wie sie sie nutzen wollten, bekam das Ganze ein neue Qualität. Anna schlug manchmal recht ungewöhnliche Unternehmungen vor, die mit ihrem Alltag wenig zu tun hatten. Anna erlebte sich wieder mehr wie die Frau, die sie war, bevor die Kinder kamen, und das tat ihrer Lust gut.

Sich beherrschen – mal ganz anders

Die Beschäftigung mit dem eigenen Körper ist ein unverzichtbares Element in der Sexualtherapie. Sie selbst sind Experte oder Expertin für Ihre Lust – und diese Verantwortung können und sollten Sie an niemand anderes abgeben. Ihr Körper ist Ihr Instrument für das Zusammenspiel im Sex. Gut, wenn Sie es beherrschen, nämlich seine Bedürfnisse und Empfindungen gut kennen und sensibel auf das reagieren, was er braucht. Je besser Sie mit seinen Reaktionen und Vorlieben vertraut sind, desto mehr Genuss ist Ihnen möglich.

Sage ich das in einer Sexualberatung, ernte ich interessanterweise immer wieder Protest von Männern. Sie bestehen darauf, dass sie beim Sex am allermeisten Lust empfinden, wenn sie ihrer Partnerin Vergnügen bereiten können. Das klingt ehrenhaft und wunderschön, führt aber zu gefährlichen Verwicklungen. Denn auf diese Weise ist der vermeintlich einfühlsame Liebhaber abhängig von etwas, was er in der Realität nur begrenzt beeinflussen kann. Er kann ein Feuerwerk von bewährten Stimulationstechniken starten – doch manchmal kommt der Körper seiner Partnerin dennoch nur zögernd in Fahrt. Wie traurig, wenn dadurch auch ihm der Spaß verdorben ist.

> Wer seinen Genuss daraus zieht, den anderen im Bett glücklich zu machen, riskiert, dass am Ende gleich zwei Menschen frustriert sind.

Eine weitere Gefahr (und eine leider sehr verbreitete) besteht darin, dass die Partnerin seine Mühe spürt und unter Druck gerät: Jetzt plagt er sich schon zehn Minuten, sie sollte wirklich endlich zum Höhepunkt kommen. Leider ist Druck weder mit Genuss vereinbar noch förderlich für einen schönen Orgasmus. Häufig endet das Ganze so, dass zwei Menschen frustriert sind: er, weil er offensichtlich nicht gut genug war, und sie, weil sie offensichtlich nicht gut genug war. Schade. (Mehr darüber im nächsten Kapitel „Genuss statt Dienstleistung“.)

Eine Möglichkeit, vertraut mit den sexuellen Reaktionen des eigenen Körpers zu sein (oder zu werden), ist die Selbstbefriedigung. Die meisten meiner Klienten und Klientinnen finden Selbstbefriedung zwar völlig okay, sind aber zum Teil trotzdem der Meinung, dass es etwas ist, was man macht, wenn man keinen Partner hat. Selbstbefriedigung als Ersatz für Beziehungssex sozusagen. Eine Alternative für Zeiten, wo der andere keine Lust hat, die Liebste verreist ist oder man gerade wieder solo ist ... Diese Einstellung finde ich schwierig. Denn das bedeutet, dass man nicht Sex mit dem (oder der) Liebsten hat, weil man diesen Menschen in diesem Moment unbedingt berühren und spüren will und sich auf diese Begegnung mit ihm freut. Sondern man braucht und benutzt den Partner für die Befriedigung eines akuten Bedürfnisses. Man begegnet sich also nicht in Lust, sondern in Notwendigkeit.

Bitte verstehen Sie mich nicht falsch, auch solche Begegnungen können wunderbar sein. Doch wenn man jedes sexuelle Bedürfnis ausschließlich mit dem Partner entladen darf, dann hat das mehr mit dem Verrichten einer Notdurft zu tun als mit Begehren – und weil das alles andere als erotisch ist, vergeht häufig dem anderen die Lust daran.

Woody Allen sagte sinngemäß einmal: „Ich bin nur deshalb ein so guter Liebhaber, weil ich so häufig mit mir selbst übe.“ Aus sexualtherapeutischer Sicht kann ich diese Aussage tatsächlich nur unterschreiben. Allerdings will ich damit nicht ausdrücken, dass Sinn und Zweck der Liebe mit sich selbst sein sollte, sich für die Sexualität mit einem Partner fit zu machen! Selbstbefriedigung ist eine Spielart der Sexualität, die unabhängig von erotischen Kontakten ihren ganz eigenen Wert hat: Sie verschafft uns Lust, Entspannung, Abwechslung, Trost. Sie ermöglicht es, sich selbst etwas Gutes zu tun oder die eigenen erotischen Fantasien gefahrlos zu erforschen und noch vieles mehr.

Wer sein Instrument gut kennt und regelmäßig übt, kann sich auf die unterschiedlichsten Musikrichtungen einstellen und den eigenen unverwechselbaren Stil in jede gemeinsame Improvisation mit einbringen. Gute Musiker und Musikerinnen (er)finden neue Harmonien und Kadenzen, begleiten einander beim Solospiel und genießen zwischendurch den gemeinsamen Groove des Grundrhythmus und der Basisharmonien. In vielen Ratgebern zum Thema Sexualität sowie im Internet finden sich gute und anschauliche Beschreibungen zur Anatomie der Lust. Es ist wichtig zu verstehen, wie unsere Genitalien aufgebaut sind, in welchem wunderbaren Zusammenspiel unser Körper Erregung aufbaut und was genau beim Orgasmus geschieht.

Wer sein Instrument gut kennt und regelmäßig übt, kann sich den eigenen unverwechselbaren Stil in jede gemeinsame Improvisation mit einbringen.

Weitere Informationen finden Sie unter
www.desafinado.de/guter-sex-geht-anders.html, Anmerkung 7 + 8

Wenn gute Liebhaberinnen und Liebhaber schönen Sex haben wollen, dann sind sie tatsächlich einfühlsam. Sie nehmen den anderen wahr – ohne sich selbst dabei zu vergessen. Sie stimmen sich aufeinander ein. Und das geht dann am besten, wenn jeder auf sich selbst und den Zusammenklang hört. Vielleicht ist der andere heute schneller oder heftiger als man selbst. Wie fühlt es sich an, auf seinen Rhythmus einzugehen? Wie vermittele ich, dass ich es gern ein bisschen sanfter hätte? Dabei muss ich darauf vertrauen können, dass der andere sich nur soweit anpasst, wie er unser Zusammensein noch genießt.

Manchmal wird man die Situation unterbrechen, wenn man gar keinen gemeinsamen Rhythmus findet. Und dann vielleicht noch einmal neu beginnen. Doch das ist bei gemeinsamer Improvisation kein Drama, stattdessen entsteht aus einem Fehler zwar ein Missklang, der jedoch als Spannung genossen und gemeinsam aufgelöst wird – nicht selten in eine neue Harmonie, eine ganz andere Tonart, die sich wie von selbst ergibt, wenn man aufeinander hört und einfach der Musik folgt. Dann endet das Stück mit einem freudigen Erstaunen: Was ist hier gerade geschehen? Wo hat es uns hingeführt? Man ist beglückt, weil man gemeinsam etwas entstehen ließ, von dem vorher niemand etwas ahnen konnte. So erfinden Sie in den ganz besonderen und glücklichen Momenten den gemeinsamen Sex neu, wenn Sie auf sich selbst und den anderen hören.

IMPROVISIEREN SIE STATT ZU KOPIEREN

- Hingabe bedeutet, dem Lauf des Geschehens zu folgen und es auszukosten, solange die Richtung mit unserem inneren Kompass übereinstimmt.
- Das können Sie nur dann unbeschwert genießen, wenn Sie die Kontrolle darüber haben, nämlich jederzeit Wünsche äußern oder auch Nein sagen können, wenn das, was geschieht, sich nicht mehr gut anfühlt.
- Für guten Sex ist es wichtig, sein eigenes Instrument zu kennen und zu beherrschen. So ist es möglich, nicht nur den eigenen Stil in die gemeinsame Improvisation mit einzubringen, sondern auch Missklänge schnell zu erkennen und etwas zu verändern, damit man sich wieder dem Zusammenspiel hingeben kann.

Für guten Sex ist Virtuosität weniger wichtig als Improvisationstalent. Alles, was es dafür braucht, ist der Wunsch, gemeinsam etwas Schönes zu kreieren, die Bereitschaft, auf sich selbst zu hören und sich auf den anderen einzustimmen sowie der Mut, das einzubringen, was für Sie stimmt.

WEITERDENKEN

Nehmen Sie Ihr „Reisetagebuch" zur Hand und notieren Sie die Antworten auf folgende Fragen oder nutzen Sie die Arbeitsbögen unter www.desafinado.de/guter-sex-geht-anders.html.

- Sex in Dur und Moll: Unterscheidet sich der Sex, den Sie machen, nach Situation und Stimmung?
- Oder haben Sie einfach keinen Sex, wenn die Stimmung nicht stimmt?
- Was genau sind die Stimmungen, die nicht stimmen?
- Aus welchem guten Grund ist es vielleicht dennoch besser, in einer solchen Stimmung keinen Sex zu haben?
- Was könnte dafür sprechen, faulen oder ärgerlichen oder gestressten Sex zu haben?
- Wie müsste Sex sein, den Sie in einer solchen Stimmung lustvoll und wohltuend erleben?

Ihr inneres Sex-Barometer II

Klingelt Ihr Handy noch, um Sie daran zu erinnern, Ihr inneres Lust-Barometer abzulesen? Wenn Sie inzwischen einige Routine darin haben zu erkennen, wie viel Interesse Ihr Körper gerade an Sex hat, dann können Sie die Aufgabe abwandeln.

Jetzt ist Ihre Kreativität gefragt! Sobald der Ton erklingt, machen Sie sich bewusst, in welcher Situation Sie sich befinden und in welcher Stimmung Sie sind. Welche Art von Körperkontakt würde dazu passen? Wie könnte Sex aussehen, der dazu passt? Nein, die Antwort „Gar keiner" wird nicht akzeptiert! Jedenfalls nicht in den ersten 10 Minuten. Wenn Ihnen bis dahin wirklich nichts eingefallen ist, lasse ich es gelten.

Doch seien Sie bitte möglichst erfinderisch. Entwickeln Sie etwas, was stimmt. Sie sind ja nicht verpflichtet, es auch umzusetzen. Doch es hilft sehr, sich von den Vorstellungen frei zu machen, dass Sexualität bestimmte Voraussetzungen braucht. Möglicherweise ist Ihnen

Ästhetik oder ein schönes Ambiente ganz wichtig. Und so ein Berliner U-Bahnhof erfüllt tatsächlich nur wenige dieser Kriterien. Trotzdem: Wie könnte ein Körperkontakt aussehen, den Sie hier und jetzt als stimmig empfinden würden, passend zu den schmerzenden Füßen und der Erschöpfung nach dem Einkaufsstress?

Nein, ich will Ihnen nicht vermitteln, dass wir uns alle in jeder Situation und Stimmung erotisch betätigen können müssen. Doch Ihre Wahlmöglichkeiten erweitern sich ungemein, wenn Sie Ideen und Vorstellungen entwickeln, was möglich wäre. Und Sie können sich gern entscheiden, diese für den Rest Ihres Lebens keinesfalls umzusetzen. Dennoch sind sie ab sofort Teil Ihrer erotischen Potenz.

Das siebte Geheimnis: Genuss statt Dienstleistung

Das siebte Geheimnis beschäftigt sich mit einer der spannendsten Klagen im Zusammenhang mit dem Thema Sexualität: „Ich komme nicht auf meine Kosten!“ Ist Sex denn ein Deal, ein Tauschgeschäft? Mein Orgasmus gegen deinen Orgasmus? Zehn Minuten Vorspiel für dich im Austausch für anschließenden Geschlechtsverkehr in der Hündchenstellung für mich? Und im weiteren Sinne: kein Sex, wenn der Müll nicht runtergebracht wird?

Ich kenne mehr als nur ein Paar, bei denen ein Tauschkreislauf in die völlige Blockade geführt hat. Er sagt: „Wie soll ich Lust auf Sex mit dir haben, wenn wir uns immer so heftig streiten!“ Sie entgegnet, dass er sich nicht wundern müsse, wenn sie gereizt ist und schnell explodiert. Schließlich haben sie schon seit Wochen keinen Sex mehr gehabt. Und schon sind sie mitten in der nächsten Auseinandersetzung, und im Anschluss daran lässt er für mindestens eine Woche nicht mehr zu, dass sie ihn umarmt ...

Die innere Buchhaltung

Jede Beziehung lebt von einem Austausch. Auch wenn die meisten Menschen das Bild der selbstlosen Liebe vorziehen, die nicht fragt, was es kostet, sondern sich freigiebig verschenkt, erleben wir diesen Zustand doch bestenfalls in der Verliebtheit. In einer auf Dauer angelegten Partnerschaft lebt die Liebe von dem, was beide Seiten einzahlen: Zärtlichkeit, Interesse, Unterstützung, Wertschätzung, Fürsorge, Begehren ... Nur Verbindlichkeit schafft Bindung.

Wenn einer der beiden über einen längeren Zeitraum jedoch mehr beansprucht als der andere, kommt es zu Unzufriedenheit. Deshalb sprechen viele Autoren von der „inneren Buchhaltung“ welche auf beiden Seite akribisch geführt wird. Solange die eigenen Investitionen und die des Partners etwa gleichwertig sind, empfindet man das Zusammensein als befriedigend. Erst wenn der Partner das innere Beziehungskonto über Gebühr belastet, indem er ungerechte Vorwürfe macht oder sich Freiheiten mit der Kollegin herausnimmt, die er uns umgekehrt nicht zugestehen würde, kommt es zu Auseinandersetzungen. Halten die Schwierigkeiten an, ist ein Beziehungsbankrott nicht ausgeschlossen.

> Jede Beziehung lebt von einem Austausch. Hier ist es wichtig, dass die „innere Buchhaltung“ fair geführt wird und ausgeglichen ist.

Doch zum Glück können Sie aktiv gegensteuern. John Gottmann hat in seinem „Love Lab“, seinem Liebeslaboratorium seit vielen Jahren untersucht, wie Paare miteinander umgehen und was glückliche Beziehungen von unglücklichen unterscheidet. Ein Streit muss kein Drama sein, wenn die Abbuchung vom inneren Beziehungskonto durch liebevollen Umgang miteinander ausgeglichen wird. Allerdings weist er in seinem Buch „Die sieben Geheimnisse einer glücklichen Ehe“ darauf hin, dass auf fünf positive Interaktionen wie Lächeln, Zärtlichkeit, Komplimente oder eine andere Aufmerksamkeit maximal eine negative (Vorwürfe,

Unaufmerksamkeit, Kritik ...) kommen darf, weil es sonst auf dem Beziehungskonto zu einem Minus kommt.

Ebenfalls ein wichtiger Aspekt ist es, die Einzahlungen des Partners zu registrieren, auch wenn es sich um scheinbare Selbstverständlichkeiten handelt, wenn er sich zum Beispiel wie vereinbart darum kümmert, das Frühstück zu machen. Indem diese kleinen Dinge tatsächlich gebucht werden, tragen sie Zinsen und Ihre Liebesbeziehung bleibt im Plus.

Die „innere Buchhaltung" gilt auch für den Sex: Wenn ich mich für deinen Orgasmus anstrenge, erwarte ich auch Interesse und Engagement von dir. Das mindeste wäre, dass du einen Höhepunkt bekommst, besser noch, wenn du mir nachher dafür dankbar bist und mir vermittelst, dass du mich großartig findest. In anderen Situationen lautet der Deal: Orgasmus gegen Orgasmus. Was wir bekommen, geben wir zurück. So bleibt keiner auf seinen Kosten sitzen. Oder?

Offene Rechnungen

Es klingt logisch, aber nicht besonders erotisch. Vielleicht ließe es sich dennoch damit leben, doch leider ist diese Art von Austausch extrem störanfällig. Denn körperliche Reaktionen und Genuss lassen sich nicht zwingen. Das Gefühl, für die aufopfernden Bemühungen des Partners eine Erektion oder einen Orgasmus schuldig zu sein, ist im Normalfall ein massiver Lustkiller und führt erfahrungsgemäß dazu, dass man dem Partner die erwartete Entlohnung schuldig bleibt, weil der Körper sich nämlich nicht benutzen lässt. Anders als wir, weiß er nämlich sehr genau, dass sexuelle Betätigung mit Lust und Genuss verbunden sein sollten. Deshalb verweigert der Körper seinen Dienst, sobald die Pflicht ins Spiel kommt.

Doch selbst wenn wir einmal annehmen, der Körper würde bei diesem Kuhhandel mitspielen, so bleiben dennoch viele Fragen offen und machen den fairen Austausch von Berührung, Stimulation und Körperflüssigkeiten schwierig: Wie verrechnet man eigentlich den Aufwand eines aufwendigen Zungenspiels inklusive eher widerwillig geschluckten Spermas mit einem scheinbar lieblosen Reiben an der Klitoris? Hat man dann fürs nächste Mal noch etwas gut? Was, wenn der andere der Meinung ist, er habe seine Schuldigkeit bereits getan?

So bleiben überall offene Rechnungen. „Immer muss ich den Anfang machen, du verführst mich nie!". Oder: „Wenn du jedes Mal gleich plump zur Sache kommst, musst du dich nicht wundern, wenn ich immer weniger Lust auf Sex mit dir habe!" Aber es werden auch andere Dinge verrechnet: „Nachdem du mich heute Abend mit der dreckigen Küche hast sitzen lassen, um Fernsehen zu gucken, brauchst du gar nicht zu glauben, dass ich dir jetzt im Bett erlaube, mich zu erregen und glücklich zu machen. Dann könntest du nämlich auf die Idee komme, dass alles schon wieder in Ordnung wäre. Und das ist es definitiv nicht!"

Manchmal leidet auch der, der meint, zu viel zu bekommen und etwas schuldig zu bleiben. Nicht selten habe ich Frauen in der Beratung, die es gar nicht schlimm finden, wenn sie nicht bei jeder sexuellen Begegnung einen Orgasmus haben. Doch sie suchen Rat, weil ihr Partner darunter leidet. Erst wenn sie wieder verlässlich funktioniert, sobald er sie verwöhnt, und wenn der Akt ordnungsgemäß mit einem beidseitigen Orgasmus abgeschlossen ist, kann er sich beruhigt zurücklehnen, denn schließlich sind beide auf ihre Kosten gekommen. Oder etwa nicht?

> Manchmal leidet auch der, der vermeintlich auf seine Kosten gekommen ist.

Die Lüge vom Verwöhnen

Der Partner einer solchen Frau würde es übrigens ganz anders sehen. Was ist denn so schlimm daran, wenn er sie gern einmal ausgiebig verwöhnen möchte? Nein, schlimm ist es nicht. Nur: Wenn das Paar zusammen lustvollen Sex haben will, dann sollten die beiden die Idee mit dem Verwöhnen ganz schnell beiseitelegen. „Wieso?", mögen Sie jetzt fragen, „das ist doch etwas sehr Schönes?" Es klingt liebevoll und selbstlos, es klingt nach freigiebig geschenkter Zärtlichkeit und ultimativem Liebesbeweis. Doch wenn wir genauer hinschauen, ist es leider kein Geschenk, auch wenn es sich erst einmal als solches tarnt. Ein Geschenk kann man sich zwar wünschen – aber nicht einfordern. „Warum verwöhnst du mich nicht auch mal?" ist kein Wunsch, sondern es ist die Forderung, das interne Beziehungskonto auszugleichen. Dort sind anscheinend Minussummen aufgelaufen, die jetzt im Bett getilgt werden sollen. Insofern sind gewerblichen Kontaktanzeigen wie „Silvana möchte dich verwöhnen" sehr viel ehrlicher. Dort ist der Handel nämlich klar: Geld gegen körperliche Fürsorge. Von wegen selbstlos.

> Wenn Sie mit Ihrer Partnerin lustvollen Sex haben wollen, dann sollten Sie die Sache mit dem Verwöhnen ganz schnell vergessen.

Wie könnte es denn sonst zu der Klage kommen „Ich würde dich so gern mal ausgiebig verwöhnen!"? Wenn ich jemandem etwas Gutes tun möchte, dann bestehe ich doch nicht darauf, ihm etwas anzutun, was er nicht will. Und wenn ich darauf bestehe – wem will ich denn dann wirklich etwas Gutes tun? Dem Partner anscheinend nicht.

„Warum darf ich dich nicht verwöhnen?" – Mit dieser Formulierung lässt sich sehr effektiv verschleiern, worum es in Wirklichkeit geht. Derjenige, der sie äußert, beschreibt sich als jemand, der etwas verschenken möchte. Und er ist furchtbar traurig, dass sein wunderschönes Geschenk kaltherzig abgelehnt wird. Das ist ein wirklich geschickter Schachzug, denn unter dem Mäntelchen der Selbstlosigkeit versorgt er sich mit dem, was er braucht (mit sexueller Erregung, mit dem Gefühl, ein guter Liebhaber zu sein, einem guten Gewissen etc.), ohne es deutlich sagen zu müssen!

Doch es funktioniert nicht. Der andere riecht den Braten und lehnt die ausgiebige Massage trotz Erschöpfung und Verspannung ab. „Das ist mir zu anstrengend“, sagt Eva. Zu anstrengend? Verwöhnt werden? „Ja, tatsächlich“, bestätigt sie. Das Anstrengende dabei sei, das anders als bei der gewerblichen Silvana der Preis unklar bleibt: Erwartet John danach zum Dank Sex? Wird er gekränkt sein, wenn sie dabei einschläft? Muss sie seine Mühen mit einem gigantischen Orgasmus belohnen? Sich revanchieren? Bevor sie sich auf die Massage einlässt und diese durch das Rattern all dieser Fragen im Kopf gar nicht genießen kann, verzichtet sie lieber.

Geben oder Nehmen?

Wenn wir Johns und Evas innere Buchhaltung genauer anschauen, können wir etwas Hochinteressantes feststellen, was sich bei vielen Paaren findet, die in meine Beratung kommen: Dieses Paar schreibt beim Sex nur noch rote Zahlen. John ist derjenige, der beim Sex die Initiative ergreift, der aktiv ist. Er streichelt und stimuliert Eva, bis sie ihm dann den Geschlechtsverkehr „gewährt“. Er hat den Eindruck, immer nur einzahlen zu müssen, findet, dass er sehr viel Mühe investiert, Eva „zu verwöhnen“ und dafür recht wenig Spaß herausbekommt. Sein tiefer Wunsch wäre, nicht nur immer zu geben, sondern auch einmal zu bekommen, berührt zu werden und sich dem einfach hingeben zu dürfen.

Doch Eva sieht das ganz anders. In ihren Augen ist sie diejenige, die immer nur gibt, während er sich selbstherrlich an ihrem Körper bedient. Wieso sollte sie noch mehr investieren, wenn er sich doch schon mehr nimmt, als ihm ihrer Meinung nach zusteht? Gestern zum Beispiel fing er glatt an, sie zu befummeln, obwohl er genau wusste, dass sie nach einem harten Arbeitstag unter heftigen Kopfschmerzen litt.

Kein Wunder, dass beide so unzufrieden mit ihrer gemeinsamen Sexualität waren. Denn es gibt zwar zwei, die immer geben – aber keinen, der etwas empfängt und als Einzahlung verbucht! Umso schöner war es, in der Sexualtherapie mitzuerleben, wie sich bei beiden etwas veränderte. Und wie sie bei der Besprechung der gemeinsamen Erfahrungen plötzlich verblüfft feststellten, dass sie Geben und Nehmen gar nicht mehr auseinander halten konnten. Wer hingebungsvoll und genießerisch den Bauch des anderen küsst: Gibt der eigentlich? Oder nimmt er nicht vielmehr? Wer voller Genuss seinen Bauch zum Küssen überlässt: Ist das jetzt Geben oder Nehmen? Plötzlich gab es zwei Menschen, die Lust empfingen und sich dem Genuss hingaben. Und niemanden mehr, der Mühe investierte in der Hoffnung auf Ausgleichszahlungen.

> Wenn einer streichelt und der andere gestreichelt wird: Wer gibt? Und wer nimmt?

WÄHLEN SIE GENUSS STATT DIENSTLEISTUNG

- In einer auf Dauer angelegten Partnerschaft lebt die Liebe von dem, was beide Seiten einzahlen: Zärtlichkeit, Interesse, Unterstützung, Wertschätzung, Fürsorge, Begehren ... Je ausgeglichener die Bilanz von Geben und Nehmen, desto zufriedener sind beide Partner.
- Doch wenn beim Sex der Eindruck entsteht, dass der eine dem andern etwas schuldig bleibt, verabschiedet sich die Lust. Der Versuch, eine sexuelle Handlung mit einer anderen auszugleichen, macht diese zu einer Dienstleistung.
- Dabei ist Geben und Nehmen alles andere als eindeutig, wenn es um schönen Körperkontakt geht. Sobald Sie Ihrem inneren Kompass folgen und Ihren Partner auf eine Weise verwöhnen, die Ihnen Genuss bereitet, schreiben plötzlich beide Seiten schwarze Zahlen.

Wenn Sie der „Kostenfalle" entkommen wollen, sollten Sie jegliche Dienstleistungsmentalität über Bord schmeißen. Mal im Ernst: Wie erotisch kann das sein, wenn sich zwei Menschen aneinander abmühen? Egal, wie sehr sie versuchen, es leicht und lustvoll aussehen zu lassen. Wie wäre es, wenn Sie Sex stattdessen so gestalten, dass jede Aktion, die Sie tätigen oder an sich tätigen lassen, tatsächlich leicht und lustvoll ist?

! WEITERDENKEN

Nehmen Sie Ihr „Reisetagebuch" zur Hand und notieren Sie die Antworten auf folgende Fragen oder nutzen Sie die Arbeitsbögen unter www.desafinado.de/guter-sex-geht-anders.html.

- Bekommen Sie alles, was Sie brauchen?
- Wenn nicht, welche Gefühle löst das aus?
- Wessen Schuld ist das?
- Was ist die Grundlage, auf der diese Schuld entsteht, wie lautet die dazugehörige Vereinbarung?
- Haben Sie beim Sex manchmal Schuldgefühle?
- Was für Momente sind das?
- Wem bleiben Sie in diesem Moment etwas schuldig? Und was?

Eine Akkurate innere Buchhaltung

Das Problem mit der inneren Buchhaltung ist, dass wir sehr genau im Blick haben, was der andere schuldig bleibt. Entsprechend reduzieren wir unser Engagement für die Beziehung oder den Sex ebenfalls. Das führt aber nur dazu, dass beide Seite gekränkt darauf warten, dass endlich etwas von der anderen Seite kommt. Üben Sie sich in akkurater Kontoführung, indem Sie jede Einzahlung des oder der Liebsten auch registrieren. Halten Sie nicht weiter Ausschau nach dem, was fehlt (es wird Ihnen sowieso auffallen), sondern achten Sie ganz bewusst auf das, was der andere Positives tut, und sei es auch nur eine Kleinigkeit, wie im Kino Ihre Hand nehmen, ein Kompliment über die neuen Schuhe, die Bereitschaft, sich auf Ihre Initiative zum Sex einzulassen, eine längere Umarmung zum Abschied etc.

Der zweite Schritt erfordert, dass Sie die Einzahlung bestätigen. Dies tun Sie, indem Sie zeigen, dass Sie die kleinen Gesten bemerkt haben und sich darüber freuen. Allerdings sollte die Freude nicht gespielt sein. Das ist leichter, wenn Sie das, was Ihnen fehlt, nicht mit dem verrechnen, was Sie bekommen („Ist ja nett, wenn er auf den Sex eingeht, den ich vorschlage. Aber nie verführt er mich!"). Denn dann bleibt immer noch ein Minus. Trennen Sie die Einzahlungen von den offenen Beträgen. Das Gute ist nicht selbstverständlich! Sie werden sehen, dass dies viel verändern kann. Einen Menschen, der sich über kleine Gesten freut, den mag man viel lieber verführen als jemanden, der grollend aufzählt, was man ihm seit Jahren schuldig bleibt.

Der dritte Schritt besteht darin, die Grenze zwischen Geben und Nehmen aufzulösen. Konzentrieren Sie sich bei den nächsten Zärtlichkeiten auf das, was Sie bekommen. Oder sich holen. Angenommen Sie beginnen damit, die Liebste zu stimulieren: Wie können Sie das gestalten, damit es Ihnen selbst großes Vergnügen bereitet? Und wenn Ihr Partner sich eine Massage wünscht, hindert Sie doch niemand daran, diese Aktivität gnadenlos auszukosten, indem Sie die Berührungen nutzen, sich an seinem Nacken und Rücken zu vergnügen, anstatt brav, aber lustlos ein paar Griffe zu Lösung seiner Verspannungen abzuarbeiten.

Keine Kompromisse!

In den vorangegangenen Kapiteln habe ich versucht, die gefährlichsten Fremddefinitionen (siehe Seite 59) auszuräumen, die Ihre Möglichkeiten zu gutem Sex massiv einschränken, sobald Sie sie akzeptieren. Jetzt gilt es noch, die letzte Hemmschwelle zu nehmen, nämlich die Sorge, ein unangenehm egozentrischer Mensch zu sein, wenn man sich selbst zum Maßstab nimmt. Ist es nicht selbstsüchtig, dem Partner zu sagen, was man braucht, wenn dieser möglicherweise nicht mag, was man da will? Ist es nicht rücksichtslos, der Liebsten zu verweigern, was sie sich wünscht? Wie egoistisch, auf die Erfüllung der eigenen Wünsche zu bestehen! Ist es nicht ein Zeichen von Liebe, dem anderen entgegenzukommen und ihn nicht zu enttäuschen? „In einer Beziehung muss man nun mal Kompromisse machen!" Ich hasse diesen Satz.

Weil die Haltung dahinter nicht liebevoll, sondern maximal egoistisch ist. Weil der Vorwurf des Egoismus in Beziehungen als moralische Keule benutzt wird, um etwas durchzudrücken, was der andere eigentlich nicht will. Weil der scheinbar selbstlose Verzicht in Wirklichkeit eine geschickte und selbstsüchtige Manipulation darstellt („Wenn ich dir zuliebe aufhöre zu masturbieren, um dich nicht zu verletzen, dann wirst du mir doch wohl den Geschlechtsverkehr nicht verweigern? Willst du mich wirklich so leiden lassen?“)

> Ein Kompromiss bedeutet meist, dass beide Seiten Abstriche machen, bis am Ende keiner bekommt, was er will.

Aus vielen Paarberatungen weiß ich, dass ein Kompromiss nicht dazu führt, dass auch nur einer von beiden bekommt, was er will. Am Ende sind beide unzufrieden, und darüber hinaus grollen sie auch noch dem Partner, weil er sie dazu „gezwungen“ hat, mit dieser schlechten Lösung zu leben.

Aber Egoismus hat natürlich zu Recht einen negativen Beigeschmack. Zumindest, wenn man ihn definiert, wie es der Duden tut, nämlich als eine Haltung, die gekennzeichnet ist durch das „Streben nach Erlangung von Vorteilen für die eigene Person, nach Erfüllung der die eigene Person betreffenden Wünsche ohne Rücksicht auf die Ansprüche anderer; Selbstsucht, Ichsucht, Eigenliebe“.

Ohne Rücksicht auf den anderen – diesen Vorwurf möchte man sich weder von einem Sexualpartner noch von der Lebensgefährtin machen lassen. Doch mal im Ernst: Wie viel Spaß haben Sie wirklich am Sex mit jemandem, der es ganz schrecklich findet, was gerade geschieht? Wie viel Vergnügen haben Sie an einem Theaterbesuch, zu dem Sie Ihren Liebsten oder Ihre Liebste zwingen mussten? Keinen (es sei denn, Sie hassen das andere Wesen so sehr, dass Sie sich an seinem Unbehagen weiden können).

Und deshalb *müssen* Sie egoistisch sein, um sich und den anderen wirklich glücklich zu machen. Wenn Sie es gut mit jemandem haben wollen, dann geht das nur, wenn er oder sie es auch gut mit Ihnen hat. Die beste Voraussetzung dafür ist:

- Beide nehmen ernst, was sie selbst brauchen, um die gemeinsame Begegnung zu genießen.
- Beide nehmen ernst, was der andere dafür braucht, um die gemeinsame Begegnung zu genießen.

BEZIEHUNG AUF AUGENHÖHE

Die Sehnsucht, dass der Mensch, den ich liebe, meine Bedürfnisse erfüllt und ich die seinen, ist sicher ein wichtiges Motiv, als Paar zu leben. Studien zeigen, dass die Anwesenheit des Partners oder auch nur der Gedanke an ihn Stress reduzieren kann und auch dazu führt, dass man optimistischer durchs Leben geht. Doch leider erfüllt sich die Sehnsucht auf Dauer nicht so, wie wir zu Beginn dachten. Denn wir haben bislang nur Erfahrungen in asymmetrischen Beziehungen gesammelt: Die Eltern waren uns überlegen und wir waren darauf angewiesen, dass sie erkannten, was wir brauchten und uns damit versorgten. Deshalb wissen wir zunächst nicht, wie eine Liebesbeziehung auf Augenhöhe möglich ist, und wir lernen es, wenn alles gut geht, durch die Paarprobleme oder die sexuellen Schwierigkeiten.

Weitere Informationen finden Sie unter www.desafinado.de/guter-sex-geht-anders.html, Anmerkung 9

Ob Sie das Ergebnis „erwachsenenes Bedürfnismanagement" nennen wie Martin Koschorke oder „Differenzierung" wie David Schnarch oder „bezogene Autonomie" wie Hans Jellouschek: Dies ist etwas, was jeder von uns erst lernen muss. Und bevor Sie liebevoll, selbstbewusst und klar die Verantwortung für sich übernehmen, werden Sie einige Beziehungskrisen durchstehen müssen. Der Kontakt, der möglich ist, wenn jeder ganz bei sich ist und so dem oder der Liebsten begegnet, setzt tiefempfundene Liebe frei und ermöglicht große Intimität.

Weitere Informationen finden Sie unter www.desafinado.de/guter-sex-geht-anders.html, Anmerkung 10 + 11 + 12 + 13

Je ehrlicher Sie Ihre eigenen Wünsche einbringen, umso besser. Wenn Ihnen der Begriff „Egoismus“ dennoch Bauchschmerzen berei tet, dann nennen Sie es anders: „Sich ernst nehmen“. Oder noch treffender: Es geht um „Selbstverantwortung“. Sie sind nicht selbstsüchtig, im Gegenteil, Sie übernehmen die Verantwortung für Ihre Gefühle, Wahrnehmungen, Wünsche und Grenzen, und bringen diese in die Begegnung ein. Dadurch tun Sie Ihrem Partner beziehungsweise Ihrer Partnerin einen Riesengefallen. Denn ab sofort ist er nicht mehr verantwortlich dafür, alles richtig zu machen. Noch besser, er ist auch nicht mehr schuld daran, wenn es das Falsche war. Jeder von Ihnen sorgt dafür, dass es ihm gut geht und freut sich daran, einen Verbündeten in Sachen Genuss an seiner Seite zu haben.

> Sie sind nicht selbstsüchtig, sondern Sie übernehmen die Verantwortung für Ihre Gefühle, Wahrnehmungen, Wünsche und Grenzen.

Das Geheimnis guter Liebhaber und Liebhaberinnen

Menschen, die gemeinsamen Sex genießen, haben den Mut, ihrem eigenen inneren Kompass zu folgen. Sie lassen sich nicht mehr verunsichern und zweifeln auch nicht mehr daran, dass das, was sie spüren, richtig und wichtig ist. Wagen auch Sie etwas Neues!

- **Tun Sie nichts, was Sie nicht mögen.** Warum sollten Sie irgendetwas tun, von dem Sie wissen oder vermuten, dass es Ihnen nicht gefällt? Sie können natürlich ausprobieren, ob es etwas für Sie ist, doch sobald Sie merken, dass irgendetwas keinen Spaß mehr macht, der Arm einschläft oder Ihr Interesse nachlässt – hören Sie sofort auf damit und machen etwas anderes! Etwas, was Sie interessiert, was Ihnen stattdessen Spaß macht oder etwas, bei dem Sie es bequem haben und was Sie wirklich genießen können.
- **Lassen Sie nichts an sich machen, was Ihnen nicht gefällt**, sei es, dass es ziept, kneift, wehtut, kitzelt oder dass es unangenehme Gefühle auslöst. Stoppen Sie den anderen und finden Sie

gemeinsam heraus, was es sonst noch gibt. Begeben Sie sich auf die Suche nach etwas, was sich für Sie schön anfühlt und was Ihrem Partner (oder Ihrer Partnerin) wirklich Spaß macht in diesem Moment.

- Manchmal ist etwas schön, aber könnte vielleicht noch schöner sein. Manchmal steigt man innerlich aus, weil man das aktuelle Geschehen nicht besonders spannend findet: Übernehmen Sie die Verantwortung für Ihren Genuss und wünschen Sie sich eine Veränderung. Oder verändern Sie selbst etwas!
- Wenn Ihr Partner sich etwas von Ihnen wünscht, seien Sie bitte vorsichtig, damit Sie nicht erneut in die Dienstleistungsfalle tappen. Denn ein Wunsch ist keine Bestellung. **Was auch immer er oder sie sich wünscht: Überprüfen Sie, ob Sie es ausprobieren wollen, und behalten Sie sich vor, es abzubrechen, wenn es sich für Sie nicht schön anfühlt.** Und wenn die Erfüllung des Wunsches für Sie unvorstellbar ist, weil Sie wissen, dass Ihnen das Gewünschte ganz sicher keinen Spaß macht oder furchtbar anstrengend oder unbequem sein wird, dann machen Sie sich (und dem anderen) keinen Stress. Sondern seien Sie ehrlich und fragen nach, ob es noch etwas anderes gibt, was für Ihr Gegenüber schön sein könnte und Ihnen mehr Spaß bereitet. Es hindert Sie auch keiner, erfinderisch zu sein und eigene Vorschläge zu machen.

Vergessen Sie nicht: Sie sind hier nicht auf dem Prüfstand! Sondern auf einer lustvollen Forschungsreise zum gemeinsamen Genuss! Selbst wenn Ihnen die Umsetzung dieser Empfehlungen nicht immer leichtfällt, lohnt es sich. Sie verändern sich und es wird immer einfacher und selbstverständlicher. Alles, was nötig ist, ist die Entscheidung, damit zu beginnen und ganz bewusst die Erkenntnisse aus den sieben Geheimnissen umzusetzen.

Weitere Informationen finden Sie unter
www.desafinado.de/guter-sex-geht-anders.html, Anmerkung 14

WAS IHRE SEXUALITÄT WIRKLICH VERÄNDERN WIRD

Es gibt viele gängige Sextipps, die nicht grundsätzlich verkehrt sind. Manchmal ist es gut, mit dem Partner über Fantasien zu sprechen – manchmal aber auch nicht. Für manche Paare bringt die Verabredung im Hotel eine erotische Erweckung, für andere ist es albern oder Stress. Und es gibt Menschen, die schon daran scheitern, diesen Vorschlag zu machen, geschweige denn ihn umsetzen können. Wirklich verändern wird sich erst etwas, wenn Sie die sechs wichtigen Eigenschaften guter Liebhaber und Liebhaberinnen entwickeln:

- Haben Sie **Vertrauen** in Ihren eigenen inneren Kompass, indem Sie Ihre Empfindungen, Gefühle und Bedürfnisse ernst nehmen, anstatt sich von allgemeinen Vorstellungen leiten zu lassen, wie Sex zu sein hat.
- Nutzen Sie das **Selbstbewusstsein** zu wissen, dass Sie einzigartig sind und dass jeder Versuch, irgendwelchen Normierungen zu entsprechen sowieso sinnlos ist. („Einzigartig statt Normal")
- Haben Sie den **Mut**, Ihre Bedürfnisse umzusetzen, auch wenn dies bedeutet, den landläufigen Erwartungen nicht zu entsprechen. („Feinschmecker statt Vielfraß" und „Poesie statt ABC")
- Bauen Sie auf die Überzeugung, dass es beim Sex um Genuss und nicht um Leistung oder die Erfüllung von äußeren Normen geht. Und Sie müssen sich zutrauen, selbst zu entscheiden, was für Sie genussvoll und befriedigend ist („Wohlfühlen statt Leistungssport")
- Entwickeln Sie die **Klugheit**, die Verantwortung für das zu übernehmen, was Sie tatsächlich beeinflussen können. Und den Mut, die Verantwortung für Dinge zurückzugeben, die nicht in Ihrer Macht liegen („Forschen statt Gedankenlesen" und „Improvisieren statt Kopieren").
- Vertrauen Sie auf die **Vision** von lustvoller Sexualität, bei der es zwei Menschen gibt, die genießen was sie gerade tun, indem sie die Verantwortung für den eigenen Genuss übernehmen („Genuss statt Dienstleistung").

DIE CHANCE: DIE LUST ZURÜCKEROBERN

Was macht Ihre Sexualität, Ihre Lust aus? Was wollen Sie damit gemeinsam mit Ihrem Partner oder Ihrer Partnerin anfangen? Wenn Sie diese beiden Fragen für sich beantworten können, steht es Ihnen frei, schöne erotische Begegnungen zu erleben.

Sie haben eine Entscheidung getroffen? Sie wollen in Zukunft Sex nur noch zum Vergnügen machen? Und nicht mehr versuchen, irgendwelchen Ansprüchen zu genügen? Mehr auf Ihren Körper hören? Gute Idee!

Doch was, wenn das nicht so einfach ist? Wenn alte Überzeugungen das neue Selbstbewusstsein untergraben? Oder der Partner beziehungsweise die Partnerin ganz und gar nicht erfreut auf Ihre Ideen und Wünsche reagiert? Wenn der Körper immer noch die ordnungsgemäße Funktion versagt?

Machen wir uns auf zur nächsten Station auf dem Weg zu gutem Sex. Die Fragen, die Sie jetzt beantworten müssen, lauten:

- Was genau ist das: Ihre sexuelle Lust?
- Und was wollen Sie damit anfangen?

Wer bin ich?

Nachdem die unerfüllbaren Ansprüche vom Tisch sind, wenden wir uns der Ausgangsbasis zu, dem Startpunkt für den gemeinsamen Aufbruch zur erfüllenden Sexualität zu zweit. Es reicht nämlich nicht, nur konsequent alle Normen, Mythen und Fremddefinitionen über Bord zu werfen (auch wenn das schon mal ein guter Anfang ist!). Sie müssen sie durch etwas Neues ersetzen, am besten durch eine klare Vorstellung von dem, was Sie sind und was Ihre ganz eigene Sexualität ausmacht. Lernen Sie sich selbst, Ihren Körper, Ihre Lüste und Ihre Muster kennen. Entdecken Sie Ihre Potenziale. Finden Sie heraus, wo Ihre Grenzen liegen.

Die erste Station dieser Forschungsreise führt in die Vergangenheit: Was haben Sie bisher in Ihrem Leben über Sexualität gelernt? Die zweite Station beschäftigt sich mit der Frage, wie Ihr ganz individuelles sexuelles Profil aussieht. Die dritte Station fragt nach der Beziehung zu Ihrem Körper, und die vierte beleuchtet die innere Landkarte, mit der Sie in Ihrem Leben und Ihrer Sexualität unterwegs sind.

Sex ist gelernt

Selbstverständlich prägen uns unsere bisherigen Lebenserfahrungen, und sie haben einen großen Einfluss darauf, wie wir unsere Sexualität erleben und leben. Sexuelles Lernen beginnt schon lange vor der Pubertät oder dem ersten Zungenkuss! Auf der Basis unserer Grunderfahrung entwickeln wir mehr oder weniger Selbstvertrauen (Vertrauen in uns) und Selbstbewusstsein (Bewusstsein für das, was in uns vor sich geht). Im Folgenden skizziere ich kurz die wichtigsten Bereiche.

> Sexuelles Lernen beginnt schon lange vor der Pubertät oder dem ersten Zungenkuss.

Erfahrungen mit Bedürfnissen

Um schönen Sex zu haben, müssen Sie wahrnehmen, was Sie brauchen. Selbst wenn der Wunsch so unbestimmt ist, wie „Ich weiß auch nicht, was mich jetzt stärker erregen könnte. Kannst du bitte einfach mal etwas ausprobieren und ich sage dir, was ich gut finde?".

Das ist besonders schwierig, wenn Sie nicht spüren, was Ihnen guttun könnte. Oder wenn Sie gelernt haben, dass Sie Ihre Bedürfnisse zugunsten der anderen zurückstellen müssen. Wem eingetrichtert wurde, es sei egoistisch, zu sagen, was man sich wünscht („Kinder die was wollen, kriegen was auf die Bollen!"), wird kaum erotische Empfindungen beim Sex erleben. Denn dafür müssten Sie zeigen, was Sie brauchen. Wenn schon die Vorstellung, es zu tun, heftige Schuldgefühle auslöst, ist für Genuss nun wirklich kein Raum.

> Wenn die Vorstellung, sich beim Sex etwas zu wünschen, ein schlechtes Gewissen auslöst, ist für Genuss kein Raum mehr.

Manche Menschen waren als Kind zuständig für die Bedürfnisse der Eltern, vor allem, wenn diese krank, überfordert oder depressiv waren. Andere hatten die Rolle des oder der Großen und Vernünftigen und nahmen sich mit Rücksicht auf die jüngeren Geschwister zurück. Wem es so ging, hat früh gelernt, für andere da zu sein und wird auch beim Sex ganz automatisch seine Antennen auf Empfang stellen und versuchen, dem Partner oder der Partnerin die Wünsche von den Augen abzulesen.

Umgang mit Gefühlen

Lassen Sie uns ehrlich sein: Schöner Sex macht schöne Gefühle, und das möglicherweise sehr intensiv. Es gibt Menschen, die als Kind mehrfach von starken Emotionen überflutet und überfordert waren und daher auch als Erwachsene intensive Empfindungen nicht als beglückend, sondern als bedrohlich empfinden. Sie haben früh gelernt, sich automatisch emotional herunterzuregeln – und das tun sie auch beim Sex, indem sie starr werden oder „nichts" spüren.

Eltern helfen ihren kleinen Kindern dabei, Gefühle zu erkennen, einzuordnen und angemessen auszudrücken. Jemand, der als Kind auf Unverständnis traf oder die Rückmeldung bekam, viel zu empfindlich oder gar verrückt zu sein, wird auch als Erwachsener an sich zweifeln. Er fragt sich zum Beispiel, ob die Enttäuschung, die er spürt, überhaupt berechtigt ist, oder ob er sich nicht zu sehr anstellt, wenn er die Handlungen des anderen als lieblos empfindet. In der Sexualität verderben Selbstzweifel nicht nur den Genuss, sondern sie verhindern auch, dass man dem anderen zeigt, wie es einem geht. Besonders schwer fällt es Menschen, in deren Kindheit negative Gefühle wie Wut, Trauer oder Schmerz unerwünscht waren. Doch wenn Sie guten Sex wollen, ist es wichtig, gerade die unangenehmen Empfindungen ernst zu nehmen, damit Sie sie äußern und etwas dafür tun können, damit es Ihnen in dieser Situation wieder gut geht.

> Für guten Sex müssen Sie auch die unangenehmen Gefühle ernst nehmen. Denn nur dann können Sie wirkungsvoll etwas dafür tun, dass es Ihnen wieder besser geht.

Erfahrungen mit Grenzen

Schon ganz kleine Babys signalisieren ihre Grenzen eindeutig. Sie wenden den Blick ab, drehen den Kopf weg oder biegen den ganzen Körper nach hinten, wenn ihnen der angebotene Kontakt zu viel ist. Geht der Erwachsene nicht darauf ein, lernt das Kind schnell, dass es keinen Zweck hat zu zeigen, was es nicht will. Der Körper erschlafft oder er bleibt in einer dauerhaften Abwehrspannung. Muss das Kind für das Kuschelbedürfnis des Erwachsenen gegen seinen Willen zur Verfügung stehen oder kommt es gar zu sexuellem Missbrauch, dann wird diese Erfahrung dazu führen, dass sexuelle Kontakte entweder vermieden werden, oder dass sie nur so lange als angenehm erlebt werden, wie man selbst der aktive Teil ist und kontrollieren kann, was geschieht. Je enger und vertrauter die Beziehung wird, desto größer wird die Gefahr des automatischen Erstarrens, des Übersichergehenlassens oder des Vermeidens. All dies sind früh gelernte Schutzreflexe, die wir entwickeln, um Grenzverletzungen psychisch zu überleben.

Umgang mit Spannungen

Für das Baby entstehen Spannungen durch unangenehme Körperempfindungen. Es drückt diese Spannungen über das Schreien aus und erreicht dadurch, dass seine Eltern etwas tun, um sein Unwohlsein zu lindern, sei es durch Nahrung, durch Körperkontakt, durch Wickeln oder durch das Entfernen von überfordernden Reizen. Später lernen wir, unsere Spannungen selbst zu regulieren. Zum Beispiel den Hunger auszuhalten und zu warten, bis es Essenszeit ist. Uns selbst zu trösten, bis die Mutter wieder kommt. Auf uns selbst zu vertrauen, obwohl wir in der Fremde unter Heimweh leiden.

Oder wir lernen es nicht. Möglicherweise wollten uns die Eltern jeden Kummer ersparen, sodass wir nicht herausfinden konnten, wie wir Frustrationen aushalten können. Oder wie wir selbst aktiv etwas dafür tun können, damit wir zufriedener sind. Manche Menschen regulieren sich auch besonders stark, so lernen Kinder sehr schnell, alles zu vermeiden, was zum Beispiel einen Wutanfall des jähzornigen Vaters oder einen Weinkrampf der überempfindlichen Mutter verursachen könnte. Doch der Preis ist häufig, dass die eigene Spannung zunächst unterdrückt wird und sich später umso heftiger entlädt, oder dass sie sich als Krankheit in den Körper frisst.

> Sexuelle Erregung ist eine Spannung. Ob wir Spannung aushalten können und wie wir sie regulieren, haben wir gelernt.

Auch sexuelle Erregung ist eine Spannung. Wenn Sie Spannungen schwer ertragen, wird das Ihren Genuss schmälern oder dazu führen, dass Sie sehr schnell zur Entladung (Orgasmus) kommen wollen oder müssen. Möglicherweise werden Sie auch dafür sorgen, dass die Erregung nicht zu sehr ansteigt, damit Sie sie noch als angenehm empfinden können.

Konfliktlösungsmodelle

Konflikte sind in nahen Beziehungen unvermeidlich. Wann immer zwei Menschen etwas miteinander anfangen wollen, es kommt der Moment, wo das, was der eine will, nicht zu dem passt, was der andere braucht. Welche Lösungen gab es in Ihrer Herkunftsfamilie für solche Situationen? Gab ein Elternteil klein bei und rächte sich durch ständiges Jammern? Wurde gekämpft bis aufs Messer? Mussten Sie Partei ergreifen oder einen der beiden trösten oder sind Sie geflüchtet? War Streit die einzige Möglichkeit, damit man Sie überhaupt zur Kenntnis nahm? Sind in Ihrer jetzigen Beziehung Meinungsverschiedenheiten lösbar oder das Ende der Beziehung? Erfolgt die Versöhnung im Bett oder folgt auf eine Auseinandersetzung ein langer kalter Krieg? Was auch immer Ihre Erfahrungen sind, sie werden aktualisiert, sobald das, was Ihr Partner im Bett wünscht, für Sie gerade gar nicht passt.

Umgang mit dem Körper

Auch wie Sie mit ihrem Körper umgehen, haben Sie gelernt. Vielleicht wurden Sie zur Bewegung ermutigt, vielleicht aus lauter Besorgnis eingeschränkt, vielleicht aber auch viel zu früh überfordert. Wer Leistungssport gemacht hat, hat gelernt, den Körper wie ein Werkzeug zu benutzen und notfalls über Schmerz- und Leistungsgrenzen zu gehen. Auch Krankheiten und Klinikaufenthalte hinterlassen Spuren: Ein kleines Kind, das nicht versteht, was Ärzte und Pflegepersonal tun, wird diese Erfahrung des Ausgeliefertseins und der Hilflosigkeit nicht vergessen. Die Gefahr ist groß, dass sie als Angst wieder hochkommt in einer sexuellen Situation, in der man sich den Berührungen des anderen hingeben möchte.

> Der Körper erinnert sich an Hilflosigkeitserfahrungen, die uns häufig gar nicht mehr bewusst sind. Sexuelle Erfahrungen können die alten Ängste triggern

Lüste und Gelüste

Auch das, was unsere sexuelle Identität, unser erotisches Selbst ausmacht, haben wir gelernt. Viele Zusammenhänge sind noch gar nicht genau erforscht. Doch wenn Sie mehr über sich selbst erfahren wollen, lohnt es sich, den Blick auf die hier beschriebenen Bereiche zu lenken.

Sinneserfahrungen und Sinnlichkeit

Weitere Informationen finden Sie unter
www.desafinado.de/guter-sex-geht-anders.html, Anmerkung 15

Intensive Sinneseindrücke können ausgesprochen lustvoll sein. Der Duft einer frisch geschälten Orange zur Weihnachtszeit, das Licht der untergegangenen Sonne über den griechischen Inseln, das Vibrieren des Motorradtanks zwischen den Schenkeln, das kühle Gewicht der Rohrzange in den Händen, die Melodie eines Cellos um Mitternacht ... Lustvoll, aber nicht zwangsläufig sexuell erregend. Andererseits kann jeder intensive Sinneseindruck durchaus auch als sexuell erregend erlebt werden. So bilden sich mehr oder weniger starke Vorlieben heraus, die zum Beispiel auch um den Geruch von Gummi, Metall und Leder kreisen und diese Materialien erotisch besetzen können.

Sexuelle Erfahrungen

Unsere sexuellen Erfahrungen prägen uns. Wenn Sie bislang das ganze Gefummele als lästig und eher unangenehm empfunden haben, werden Sie nicht unbedingt mehr davon haben wollen. Wenn Sie die Bondage-Erfahrungen in der letzten Beziehung als überfordernd in Erinnerung haben, kann es sein, dass sie entsprechende Fantasien weiter genießen, aber beim Sex mit dem Partner alles abwehren, was in diese Richtung geht. Vielleicht haben Sie den Eindruck, gut zu wissen, was Ihnen gefällt, und Ihre sexuelle Biografie ist geradlinig, problemlos und befriedigend. Vielleicht stehen aber auch widersprüchliche Erfahrungen nebeneinander. Machen Sie eine Bestandsaufnahme: Was waren besonders schöne und beglückende Momente in Ihrer bisherigen Sexualität? Woran denken Sie gern zurück, was macht Ihnen Spaß, was verschafft Ihnen Lust? Was berührt Ihr Herz – und was macht Ihren Körper wirklich geil?

Und natürlich entwickeln Sie Ihre sexuellen Fertigkeiten weiter. Sie finden heraus, welche Möglichkeiten Sie haben, einen anderen Menschen zu erregen und selbst Spaß dabei zu haben, Sie lernen, welche Körperhaltung, welcher Eindringwinkel, welche Bewegungen, welcher Rhythmus in welcher Position für Sie lustvoll ist und was Sie vermeiden müssen, damit Ihre Lust nicht durch schmerzende Gelenke oder Muskelkrämpfe gestört wird. Sie lernen den Kontakt zu Ihren lustvollen Gefühlen aufrechtzuerhalten, während Sie gleichzeitig den Partner spüren. Sie lernen, welche Art von Küssen Ihre Lust vertieft und welche eher ablenkt. Sie lernen den Grad Ihrer Erregung einzuschätzen und möglicherweise zu steuern. Sie lernen, wie Sie einen Orgasmus hinauszögern oder aktiv auslösen, wenn Sie das wollen …

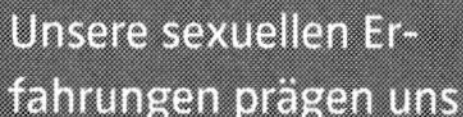
Unsere sexuellen Erfahrungen prägen uns.

Sexuelle Fantasien

Sexuelle Fantasien sind etwas anderes als sexuelle Wünsche. Diese Klarstellung ist sehr wichtig, denn sonst kommt es zu Verwirrung und Problemen. Erotische Fantasien können Vorstellungen enthalten, die wir auch im wirklichen Leben genießen oder gern einmal erleben wollen. Zusätzlich aber können sie uns mit Bildern in Fahrt bringen, die wir in der Realität alles andere als erotisch finden. So mag „ein Bett im Kornfeld“ im Tagtraum sehr romantisch und erregend sein, doch wer es tatsächlich ausprobiert hat, weiß, wie lustfeindlich Stoppeln, Staub und Krabbeltiere in Wirklichkeit sind.

Sexuelle Fantasien, das sind Vorstellungen, die Sie erregen und die Sie möglicherweise auch bei der Selbstbefriedigung nutzen, um die Lust zu steigern. Manche Menschen sind irritiert, wenn diese Vorstellungen so ganz anders sind als das, was sie im wahren Leben genießen. So haben zum Beispiel viele Frauen erotische Fantasien von Vergewaltigung. Doch das bedeutet nicht, dass sie sich wirklich wünschen, gegen ihren Willen genommen zu werden. Anders als in einer realen bedrohlichen Situation hat die Frau in der Fantasie die vollständige Kontrolle über das, was geschieht. Sie ist Regisseurin und Hauptdarstellerin des Geschehens. Und das bedeutet: Was auch immer ihr in ihrem inneren Film angetan wird, es ist ihre Entscheidung und deshalb ist es genau das Richtige. Genauso lassen sich in Fantasien auch Demütigungen und andere extreme Bilder zur Steigerung der Lust nutzen, die den Fantasierenden in der Realität abstoßen würden.

> Sexuelle Fantasien, das sind Vorstellungen, die Sie nutzen, um sich selbst zu erregen. Sie sind etwas anderes als sexuelle Wünsche.

Weitere Informationen finden Sie unter www.desafinado.de/guter-sex-geht-anders.html, Anmerkung 16

In den Beratungen fällt mir immer wieder auf, wie eng solche Bilder mit unserer Biografie und unseren Lebensthemen verwoben sind. Häufig gelingt es in einer sexuellen Fantasie, eine Kindheitsverletzung oder eine uralte Angst in eine erotische Szene zu verwandeln und lustvoll auszukosten. Wer als Kind den Schlägen des Vaters hilflos ausgeliefert war, kann körperliche Gewalt in seine Szenarien integrieren und zur Steigerung der Erregung nutzen. Oder er (oder sie) fantasiert sich in die Rolle desjenigen, der Schmerzen zufügt, während das Opfer um mehr fleht. Was für ein kreativer Weg, mit Ängsten und hochambivalenten Gefühlen umzugehen! Es lohnt sich herauszufinden, welche Szenen als Fantasien für Sie erregend sein können.

Sexuelle Wünsche

Über die Beschäftigung mit dem Thema Sexualität bilden sich Vorlieben heraus. Sie wissen, was Sie mögen, was Ihnen (meistens) gefällt und wie Sie mit großer Sicherheit zum Orgasmus kommen. Oder auch, was Ihnen Freude bereitet, selbst wenn es nicht zum Orgasmus führt. Sie entwickeln Ideen davon, was Sie gern einmal ausprobieren würden. Manches davon setzen Sie um und finden heraus, ob es so lustvoll ist, wie gedacht. Anderes davon halten Sie zurück. Vielleicht sind Sie unsicher, ob es Ihnen wirklich gefällt. Wie unangenehm, wenn Sie es erst vorschlagen und dann einen Rückzieher machen müssen: „April, April, jetzt will ich nicht mehr!“ Aber was ist eigentlich so schlimm daran?

Darf man nur Wünsche äußern, bei denen man sicher weiß, dass es einem auch wirklich gefallen wird? Das wäre schade.

Möglicherweise gehen Sie auch davon aus, dass der andere irritiert und befremdet auf Ihren Wunsch reagiert, oder Sie wissen schon, dass von der anderen Seite kein Interesse besteht, Ihren Vorschlag umzusetzen. Es gibt Menschen, die versuchen den Wunsch aufzugeben, andere genießen ihn weiter in der Fantasie und wieder andere suchen nach Wegen, diese Wünsche außerhalb der Beziehung zu befriedigen. Doch auch wenn der oder die Liebste Ihre Vorliebe nicht teilt, so gehört sie doch zu Ihnen und zu Ihrer Sexualität.

Männlichkeit und Weiblichkeit

Das ist ein Thema, mit dem ich mich schwertue. Ich beneide manchmal meine Kollegen und Kolleginnen, die so einfach damit zu arbeiten scheinen und denen häufig die Lust daran so deutlich anzumerken ist. Erotik als Tango des Lebens, mit klar definierten Rollen und Aufgaben für jedes Geschlecht. Das klingt sehr verlockend.

Doch die Zuschreibungen, was genau männlich und was weiblich ist, sind immer willkürlich (es sei denn, sie beschreiben primäre Geschlechtsmerkmale). In allen anderen Eigenschaften und Verhaltensweisen sind die Unterschiede innerhalb verschiedener Menschen des gleichen Geschlechts meist viel größer als die zwischen den Geschlechtern. Und damit werden solche Beschreibungen zu Fremddefinitionen (siehe Seite 59). Schön, wenn sie stimmen und passen. Schlimm, wenn nicht.

Ich habe mich entschieden, mich nicht auf dieses Glatteis zu begeben. Stattdessen lade ich meine Klienten und Klientinnen ein, zum Beispiel ein individuelles Bild von lustvoller Aggression für sich zu entwickeln. Vor allem ermuntere ich sie, Rollen-Erwartungen aufzugeben, die gar nicht zu ihnen passen. Dabei geht es mir darum, dass sie ihren Handlungsspielraum erweitern und damit auch ihre Wahlmöglichkeiten. Wer Sicherheit aus rollenkonformem Verhalten zieht und dieses auch in seinem Alltagsrepertoire hat – kein Problem. Doch wann immer wir an eine Grenze kommen, plädiere ich dafür, sich nicht weiter abzumühen, um Standards zu erfüllen. Sondern wieder den inneren Kompass zu zücken und Kurs zu nehmen auf das, was wirklich für einen stimmt und richtig ist. Ganz gleich wie unmännlich oder unweiblich es von anderen bewertet wird.

Wenn die Erwartungen von Männlichkeit und Weiblichkeit zu Fremddefinitionen werden, schränken sie unsere Entscheidungsfreiheit ein.

Ich weiß, ich sollte ihn lieben

Ohne Körper wäre es schwierig mit der Sexualität. Er spielt in ganz unterschiedlicher Hinsicht eine Rolle.

Wahrnehmung und Bewertung der Körperreaktion. Erregung und Orgasmus sind Körperreaktionen. Sie werden häufig ausgelöst durch Berührungen, aber auch durch andere sensorische Reize wie Geräusche, Bilder, Gerüche. Auch die Vorstellung solcher Dinge kann eine stimulierende Wirkung haben. Wie Sie Sexualität erleben, hat ganz viel damit zu tun, wie Ihr Körper reagiert, wie Sie seine Reaktion wahrnehmen und bewerten und wie diese Wahrnehmung wiederum die körperliche Reaktion beeinflusst.

Es gibt Menschen, die sind leicht erregbar, und es gibt Menschen, deren Körper langsamer reagiert. Es gibt Unterschiede, ob körperliche Erregung überhaupt als sexuelle Erregung eingeordnet werden kann, und wenn ja, ob sie auch genossen wird. Die reine körperliche Reaktion führt zum Orgasmusreflex. Befriedigung ist jedoch nicht an einen Orgasmus gekoppelt, das Gefühl von sexueller Erregung muss nicht zwangsläufig mit einer Erektion verbunden sein, und die steigende Anspannung mit zunehmender Erregung kann sowohl ein Genuss als auch unangenehm sein. Unsere Wahrnehmung beeinflusst unsere Bewertung und unseren Umgang mit den Körperreaktionen. Und dies beeinflusst wiederum die Wahrnehmung.

> Wie Ihr Körper reagiert, wie Sie seine Reaktion wahrnehmen und bewerten und wie diese Wahrnehmung wiederum die körperliche Reaktion beeinflusst, bestimmt, wie Sie Sexualität erleben.

Einfluss von Krankheiten und körperlichen Veränderungen. Krankheiten können das Erleben der Sexualität beeinflussen. Sei es, dass sie aufgrund organischer Veränderungen die physiologische Reaktion verändern, sei es, dass Schmerzen den Genuss beeinträchtigen. Nach einer Krebsdiagnose und -behandlung kommt es häufig zu einer tiefgreifenden Verunsicherung. Kann ich meinem Körper noch trauen? Möglicherweise wird man sich selbst fremd, angefangen damit, dass der eigene Geruch sich verändert hat, bis hin zu einer größeren Empfindlichkeit der Schleimhäute, die erfordert, die Berührungen jetzt ganz anders abzustimmen.

Doch die äußere **Attraktivität** ist mit Abstand am häufigsten Thema in den Beratungsgesprächen. Es ist natürlich nicht wahr, dass nur attraktive Menschen guten Sex haben können. Trotzdem wird die Optik aufpoliert, was das Zeug hält. Es wird rasiert, gezupft und gecremt und neuerdings sogar im Genitalbereich operiert, um auch dort perfekt zu sein. „Das ist natürlich völlig übertrieben“, werden Sie jetzt vielleicht sagen. Und es sei etwas ganz anderes, wenn Sie bei den ersten Begegnungen mit einer neuen Geliebten den Bauch einziehen und die Lampe dämpfen.

Aber ist es nicht merkwürdig, wenn eine Frau sich nicht traut, beim Sex oben zu sein, obwohl sie so viel leichter zum Orgasmus kommt, nur weil sie nicht will, dass er (oder sie) ihren Busen hängen sieht? Es ist doch jammerschade, wenn jemand in einem wunderschönen und sehr lustvollen Moment die Zärtlichkeiten abwehrt, weil ihm plötzlich einfällt, dass die letzte Intimrasur schon einige Tage her ist und man dem Partner die ungepflegten Stoppeln keinesfalls zumuten kann. Für wen machen wir denn eigentlich Sex, wenn wir etwas Wunderschönes beenden (oder gar nicht erst damit anfangen), nur weil es nicht gut **aussehen** könnte?

Nun gut, dafür, dass Sie immer frisch rasiert und wohlriechend sind, können Sie vielleicht noch sorgen. Aber erwarten Sie im Ernst, dass sich Ihre angeblichen körperlichen Makel in den nächsten 20 Jahren noch auswachsen? Ich warte selbst bereits seit vielen Jahren darauf, und ich kann Ihnen versichern: Das tun sie nicht. Es wird sogar noch schlimmer, weil irgendwann Falten und schlaffes Bindegewebe dazukommen. Warum also sich selbst kasteien, nur weil nicht alles makellos aussieht? Schließlich spricht die Optik nur einen von fünf Sinnen an, und das Sehen wird, was den Sex betrifft, gnadenlos überbewertet. Vielleicht – nein, ziemlich wahrscheinlich – ist Ihr Genital nicht perfekt symmetrisch. Vielleicht hat es auch nicht die Färbung und Form, die Sie attraktiv finden. Dafür kann es aber Empfindungen wahrnehmen, die einfach sensationell sind. Die Brüste, deren Aussehen Sie unmöglich finden, fassen sich weich und warm an (ganz ohne Silikon), schmecken köstlich und reagieren erfreut auf Berührungen. Die nicht rasierten **Brusthaare** des Lovers haben einen wunderbaren Duft, und die

Für wen machen wir denn eigentlich Sex, wenn wir etwas Wunderschönes beenden (oder gar nicht erst damit anfangen), nur weil es nicht gut aussehen könnte?

unbefangenen Bewegungen machen trotz wippender Rettungsringe einen Heidenspaß.

Falls das für Sie nur ein schwacher Trost ist und Sie sich allen Bemühungen zum Trotz nun mal nicht schön finden können, dann erspare ich Ihnen den Rat „Liebe deinen Körper". Von mir aus müssen Sie ihn gar nicht lieben. Aber da Sie keinen zweiten haben, sieht es so aus, als würden Sie genau mit diesem makelbehafteten Körper den Rest Ihres Lebens verbringen. Glauben Sie mir, er ist davon genauso wenig begeistert wie Sie. Das ändert allerdings nichts daran, dass Sie beide aufeinander angewiesen sind: Er darauf, dass Sie ihn ausreichend gut behandeln, und Sie darauf, dass er tut, was Sie wollen und gesund und leistungsfähig bleibt. Können Sie sich wirklich erlauben, mit ihm im Clinch zu liegen?

Aber wenn es nicht anders geht, dann bestrafen Sie ihn eben. Ich schlage vor, dass alle ganz besonders hässlichen Partien ab heute dafür zuständig sind, Ihnen besonders lustvolle Momente verschaffen. Das ist ja wohl das Mindeste, was diese für Sie tun können, bei all dem Ärger, den sie Ihnen sonst bereiten.

> Ich schlage vor, dass alle ganz besonders hässlichen Körperpartien ab heute dafür zuständig sind, Ihnen ganz besonders lustvolle Momente verschaffen.

Und ich habe auch gleich noch eine zweite Empfehlung: Versuchen Sie keinesfalls, dem Menschen an Ihrer Seite auszureden, Sie attraktiv zu finden. Das gibt nur Ärger. Sie werden sich nicht einigen, ob Sie attraktiv oder hässlich **sind**. Woran wollen Sie festmachen, ob irgendjemand oder irgendetwas objektiv schön ist? Sie können nur sehr sicher sagen, ob Sie selbst es schön **finden**. Und das ist völlig subjektiv – was sonst?

Deshalb wird es übrigens immer brisant, wenn jemand seine Attraktivität davon ableitet, ob andere ihn schön finden oder ob der Partner ihn ausreichend begehrt. Auf diese Weise lassen Sie andere bestimmen, ob Sie sich selbst wohlfühlen. Das Gleiche gilt, wenn Sie sich entschließen, die Fremddefinitionen von Schönheit zu übernehmen, die Ihnen durch die Medien vermittelt werden. Damit haben Sie sich eine Lizenz zum Leiden eingehandelt, denn diese Bilder haben mit der Realität nur noch wenig zu tun. Und der Preis für diese Entscheidung ist hoch: Unzufriedenheit und – grottenschlechter Sex.

Weitere Informationen finden Sie unter
www.desafinado.de/guter-sex-geht-anders.html, Anmerkung 17

Dazulernen geht immer

Gibt es einen Ausweg? Oder sind wir dazu verdammt, aufgrund der schwierigen Erfahrungen unserer Kindheit in lustfeindlichen Lebenssituationen auszuharren, an einschränkenden Schönheitsidealen festzuhalten und zu bedauern, dass wir bislang wenig Gutes in der Sexualität erfahren haben? Ich kann Sie beruhigen: Wir lernen ein Leben lang. Und das gilt auch für Sexualität. Wenn dem nicht so wäre, dann würden wir zum Beispiel mit 40 immer noch auf hübsche 20-Jährige des von uns bevorzugten Geschlechts abfahren und unsere Wahlmöglichkeiten wären dadurch deutlich eingeschränkt. Idealerweise erweitern sich im Laufe unseres Lebens auch unsere Zugänge zum Sex und zur Lust. Wenn wir verliebt sind, löst allein der Anblick des Geliebten das Verlangen aus, ihn sich mit Haut und Haar einzuverleiben, ein paar Beziehungsjahre später hat der Anblick derselben Person in praktischer Winterunterwäsche eher die gegenteilige Wirkung. Glücklich diejenigen, die diesen Menschen entweder tatsächlich dennoch optisch attraktiv finden können. Oder die trotz fehlender Ästhetik in diesem Menschen einen idealen Partner für vergnügliche sexuelle Betätigung miteinander erkennen und freudig begrüßen können.

Doch nicht nur unsere „Attraktionscodes“ lassen sich erweitern. Wir können auch auf der Basis unserer Lebenserfahrung dazulernen. Das gilt sogar für tiefsitzende Glaubenssätze wie auch für automatisierte Gefühlsreaktionen und Verhaltensweisen.

Unsere Überzeugungen und Überlebensstrategien prägen uns. Sie beeinflussen, wie wir unsere Sexualität gestalten. Unsere tiefsitzende Glaubenssätze sollen uns davor bewahren, wieder in ähnliche Situationen zu geraten wie jene, unter denen wir als Kinder sehr gelitten haben. Diese „Wahrheiten" sind die Landkarte, mit der wir uns im Leben orientieren. Sie beeinflusst, wie wir Situationen und andere Menschen wahrnehmen. Wer überzeugt ist, dass andere Menschen ihn ausnutzen, sobald er sich auf sie einlässt, wird im Kontakt deutlich vorsichtiger sein, als jemand, der die Erfahrung gemacht hat, dass seine Grenzen respektiert werden. Andere Glaubenssätze können sein: „Wenn ich jemanden brauche, muss ich für seine Bedürfnisse zur Verfügung stehen" oder: „Wenn ich nicht gut genug bin, werde ich verlassen" oder auch: „Wenn ich liebe, werde ich manipuliert werden".

Unsere tiefsitzenden Glaubenssätze sollen uns davor bewahren, wieder in ähnliche Situationen zu geraten wie jene, unter denen wir als Kinder sehr gelitten haben.

Deshalb entwickeln wir alle Strategien, die unser psychisches Überleben sichern (siehe Seite 158). Wenn die inneren Überzeugungen die Landkarte unseres Lebens darstellen, dann ist unser Bewältigungsverhalten die Navigation, mit der wir uns durchs Leben bewegen und die sich in der Vergangenheit sehr bewährt hat. Vieles ist bewundernswert und ermöglicht uns, unbeschadet die Herausforderungen des Alltags zu meistern. Doch wenn es in einer Beziehung zu Schwierigkeiten kommt oder der gemeinsame Sex unbefriedigend ist, dann kann es daran liegen, dass die alte Überlebensstrategie für das heutige Leben ungeeignet ist und Sie stärker einschränkt, als es Ihnen lieb ist. Angenommen, Sie haben früh gelernt, den Körper anzuspannen, wenn sie berührt werden, um sich vor Schmerzen zu schützen. Dann können Sie heute die Zärtlichkeiten Ihres Partners gar nicht genießen, weil die Muskelspannung dazu führt, dass jede Berührung sehr schnell als unangenehm empfunden wird.

Doch einengende Überlebensstrategien sind kein Schicksal. Wenn Sie eine solche Strategie identifiziert haben, können Sie überprüfen, ob sie für Sie noch sinnvoll sind. Können Sie heute anders und besser dafür sorgen, dass es Ihnen gut geht als mit dem alten Muster? Damals konnten Sie sich nicht wehren. Ihr Nein wurde von Ihrem betrunkenen Großvater nicht gehört. Doch wenn Ihr Partner heute eine unangenehme Berührung nicht beendet, sobald Sie ihm sagen, dass es weh tut, dann ist einfach mal ein klares Gespräch fällig. Und natürlich sind Sie dazu in der Lage, ihm freundlich, aber bestimmt zu erklären, dass er sich und Ihnen keinen Gefallen tut, Ihr Stopp zu ignorieren. Denn dann können Sie sich nämlich nicht den Dingen zuwenden, die Ihnen beiden viel mehr Vergnügen bereiten. Ein solches Gespräch wird für Sie als erwachsener Mensch kein Problem sein. Damit es auch dazu kommt, müssen Sie lernen, aus den alten Schutzmechanismen des Erstarrens auszusteigen und sich daran zu erinnern, dass Sie kein hilfloses Kind mehr sind.

> Wenn der gemeinsame Sex unbefriedigend ist, dann kann es auch daran liegen, dass eine alte Überlebensstrategie für das heutige Leben ungeeignet ist.

Luise war eine attraktive und selbstbewusste Frau, der ihre Freiheit und Unabhängigkeit über alles ging. Sie war aufgeschlossen und hatte viel Freude am Sex. Deshalb verwirrte es sie sehr, als sie nach einem Jahr Beziehung mit Nina einerseits sehr klar sagen konnte, dass diese die Frau ihres Lebens sei, mit der sie zusammenleben und alt werden wollte. Andererseits war ihre Lust auf Sex vollständig erloschen. In der Beratung verstand sie, dass ihr großes Bedürfnis nach Freiheit ein Versprechen war, dass sie sich als Jugendliche gegeben hatte. Nie wollte sie so abhängig sein wie ihre Mutter. Während diese sich alles gefallen ließ, hatte sich Luise schon früh den tyrannischen Forderungen ihres jähzornigen Vaters entzogen, indem sie auf eigenen Füßen stand, ihr eigenes Geld verdiente und ihre Probleme alleine, ohne Unterstützung der Eltern löste.

SEXUALTHERAPIE

Wann ist Sexualtherapie sinnvoll? Und welcher Ansatz bringt wirklich etwas? Unterstützung ist immer dann sinnvoll, wenn Sie aus eigenen Kräften nicht weiterkommen. Oder wenn Sie zwar weiterkommen, es aber als so anstrengend empfinden, dass die Gefahr besteht, dass Sie aufgeben. Sie können zunächst eine Beratung in Anspruch nehmen, hier gibt es Informationen, Anregungen und Ermutigung für den Veränderungsprozess. Häufig ist der Übergang zur Sexualtherapie fließend.

Die unterschiedlichen Therapien setzen an unterschiedlichen Punkten an und sie sind erfolgreich, wenn es der richtige ist. Doch das ist von Person zu Person, von Paar zu Paar verschieden. Alle mir bekannten Ansätze lassen sich auf der Landkarte der Reise zur Lust von Seite 70 einordnen:

- **Schwerpunkt: meine Sexualität**
  Für manche Menschen ist es wichtig, mehr über den eigenen Körper, seine Reaktionen und (Ge-)Lüste zu entdecken, bevor sie dem oder der Geliebten souverän lustvoll begegnen können. Die traditionellen verhaltenstherapeutischen Ansätze (Lonnie Barbach, LoPiccolo) leisteten hier gute Dienste. Sehr wertvoll finde ich das Konzept des „Approche Sexocorporel", der ein intensives und detailliertes Kennenlernen der eigenen Sexualität in Verbindung mit Gefühlen und Körpererleben ermöglicht.

Weitere Informationen finden Sie unter
www.desafinado.de/guter-sex-geht-anders.html, Anmerkung 18

- **Schwerpunkt: deine Sexualität – unsere Unterschiede**
  Häufig entstehen sexuelle Probleme, weil beide Partner versuchen, ein harmonisches Sexualleben herzustellen, indem beide nur das wollen, was auch die Zustimmung des anderen findet. Die systemische Sexualtherapie nach Ulrich Clement, aber auch David Schnarch und Esther Perel schaffen den Spielraum, sich der beunruhigenden Tatsache der Unterschiedlichkeit zu stellen. Die Konfrontationen fördern auf der Basis von Wertschätzung, dass die Partner (manchmal auch nur einer) sich entscheiden, etwas zu verändern und für sich einzustehen.

- **Schwerpunkt: meine Geschichte und meine Überlebensstrategien**
  Eine tiefenpsychologisch-fundierte Psychotherapie kann viel verändern, vor allem, wenn Sie sich immer wieder anschauen, wie sich Ihre Muster und Schutzreflexe in einer sexuellen Begegnung auswirken. Sie ermöglicht besser zu verstehen, wie wir im Kontakt mit anderen, vor allem auch wichtigen Personen ticken, wie wir mit Gefühlen, Bedürfnissen und Grenzen umgehen. Erst wenn wir unsere Automatismen erkennen, können wir Verhaltensalternativen entwickeln. Auch neuere verhaltenstherapeutische Ansätze wie die Schematherapie verfolgt dieses Ziel.
- **Schwerpunkt: unsere gemeinsame Sexualität**
  Dazu gehören alle paartherapeutischen Ansätze, die sexuelle Probleme als Ausdruck der Paardynamik verstehen und daran arbeiten, dass gute Konfliktlösungen möglich sind und die Paarkommunikation verbessert wird, was sich häufig auch auf die Sexualität positiv auswirkt. Das Konzept der syndyastischen Sexualtherapie unterstützt ebenfalls die Partner dabei, Sexualität als Kommunikation zu verstehen und durch liebevolle Berührungen die Bedürfnisse nach Angenommensein und Verbindung zu erfüllen.

Weitere Informationen finden Sie unter
www.desafinado.de/guter-sex-geht-anders.html, Anmerkung 19

Meine eigene sexualtherapeutische Arbeit ist vom paartherapeutischen Modell geprägt, das in Hamburg seit vielen Jahren weiterentwickelt wird. Es bezieht alle oben beschriebenen Schwerpunkte ein und ermöglicht mir, flexibel mit den Paaren dort zu arbeiten, wo es wichtig ist, und dabei das Ziel, nämlich die Selbstverantwortung beider Partner, nicht aus den Augen zu verlieren.

Weitere Informationen finden Sie unter
www.desafinado.de/guter-sex-geht-anders.html, Anmerkung 20

Dabei dient mir das Bild der verschiedenen Kontinente und der Reise zur Lust von Seite 68 als Übersichtskarte der Sexualtherapie und hilft mir zu verstehen, in welchem Bereich ich wann und warum mit dem Paar arbeite. Häufig bereichern und vertiefen die Interventionen der anderen Ansätze die Arbeit nach dem Hamburger Konzept.

Je mehr sie sich auf die Beziehung zu Nina einließ, desto mehr spürte sie ihre Verletzlichkeit. Es war ihr nicht gleichgültig, wenn Nina sauer auf sie war oder gar enttäuscht von ihr. Die Überlebensstrategie „Ich brauche niemanden" musste sie also aufgeben. Sie wollte Nina brauchen. Doch jetzt setzten ältere Schutzmechanismen ein. Als kleines Kind hatte sie nämlich versucht, die Erwartungen des Vaters zu erfüllen, um seinen Zorn zu vermeiden. Und genau das tat sie jetzt auch. Wenn Nina Lust auf Sex hatte, geriet Luise sofort unter Druck. Sie fragte sich gar nicht, was ihr selbst jetzt Vergnügen bereiten könnte, sondern hatte den Anspruch an sich, dass sie auf das Lust haben müsste, was Nina sich wünschte. Als nächstes setzten Zweifel ein („Was stimmt mit mir nicht, warum habe ich keine Lust?"), die schließlich in Verzweiflung mündeten.

Luise erkannte, dass ihre scheinbare Unabhängigkeit auf tönernen Füßen stand. Wann immer Nina ihr zeigte, dass sie sie begehrte und Lust auf Sex hatte, atmete Luise tief durch, um sich zu beruhigen, und sagte sich: „Toll, dass ich eine Partnerin habe, die weiß, was sie will. Jetzt schaue ich mal ganz in Ruhe, worauf ich Lust habe und dann werden wir ja sehen, was heute gemeinsam möglich ist."

Zu ihrem Erstaunen reagierte Nina auf ein Nein zum Sex jetzt viel entspannter als vorher. Nina fand das nicht so verwunderlich. „Wenn du heute sagst, dass du keine Lust hast, schaust du mich dabei an oder schlägst sogar was anderes vor. Dann fühle ich mich von dir gewollt, auch wenn wir keinen Sex haben. Früher warst du in solchen Momenten nach deinem Nein für mich völlig unerreichbar. Ich habe dich mit meinen Wünschen nach Sex sicher ganz oft genervt, weil ich es einfach nicht ausgehalten habe, dass du dich völlig von mir zurückziehst."

In dem Moment, in dem Sie aufhören, sich an Fremddefinitionen zu messen, haben Sie eine Wahl. Sie können sich entscheiden, Ihren Frieden damit zu machen, wie Sie sind, und zu genießen, was Ihnen möglich ist (und wenn Sie ehrlich sind, ist das gar nicht so wenig).

Sie können alte Verhaltensmuster verändern. Sie können lernen, was Ihnen bisher gefehlt hat, und Sie können Ihre alten Ängste und Überzeugungen auf die Probe stellen. Nichts davon wird einfach und bequem sein. Doch es lohnt sich. Auch wenn es manchmal aufregender sein wird, als es Ihnen lieb ist. Denn auf dem Weg zu mehr Sicherheit und Selbstvertrauen müssen Sie sich Ihrer Unsicherheit stellen.

WEITERDENKEN !

Nehmen Sie Ihr „Reisetagebuch" zur Hand und notieren Sie die Antworten auf folgende Fragen oder nutzen Sie die Arbeitsbögen unter www.desafinado.de/guter-sex-geht-anders.html.

- Was sind Ihre bevorzugten Strategien, mit Ängsten und Unsicherheit umzugehen?
- Sind Sie eher ein Angstbeißer, ein Vermeider oder ein Jetzt-erst-recht-Draufgänger?
- Lenken Sie sich bei Ängsten eher mit anderen Dingen ab oder sind Sie abhängig davon, dass andere Sie beruhigen?
- Wie ist das in der Sexualität? Was machen Sie, wenn Sie verunsichert sind?
- Welche Auswirkungen hat das?
- Tauchen die Dinge, die Sie verunsichern, in Ihren sexuellen Fantasien auf? Und wenn ja, wie?
- Gibt es Dinge, die Ihnen heute keine Angst mehr machen, obwohl Sie sie früher fürchteten? Was ist heute anders?

Mein Leben, meine Sexualität

Nehmen Sie sich ausreichend Zeit und schreiben Sie ganz in Ruhe Ihre sexuelle Biografie auf. Was waren wichtige Erfahrungen und Einflüsse? Was haben Sie auf diese Weise gelernt? Vergessen Sie auch kleine Episoden nicht, die Ihnen banal erscheinen.

Wie geht es Ihnen, wenn Sie diese Geschichte durchlesen? Welche Stärken verdanken Sie Ihrer Vergangenheit? Welche Überschrift möchten Sie dieser Geschichte geben?

Bitte nehmen Sie an einem anderen Tag ein großes Blatt Papier, mindestens Din A4 für eine Collage. Zeichnen Sie zunächst die Umrisse des Kontinents „Meine Sexualität“ darauf. Machen Sie sich Gedanken über Ihre Lüste, Ihre sexuellen Fantasien, Wünsche und Erfahrungen. Dann nehmen Sie alte Zeitschriften und reißen Bilder oder Textstücke heraus, die Ihnen dazu passend erscheinen, und kleben diese auf das Blatt. Denken Sie nicht lange nach, nehmen Sie einfach die Bilder oder Worte, die Sie ansprechen. Versuchen Sie gar nicht erst zu analysieren, warum Sie es auswählen oder welche Bedeutung das haben könnte.

Was für ein Bild entsteht? Wie geht es Ihnen beim Betrachten? Welcher Titel ist passend?

Den nächsten Schritt können Sie am selben Tag machen, doch meist ist es gut, nach der ersten Collage eine Pause zu machen und die Bilder nachwirken zu lassen.

Bitte nehmen Sie ein neues Blatt Papier und zeichnen die Umrisse eines Körpers auf das Blatt. Entspannen Sie sich und denken Sie darüber nach, wie Sie Ihren Körper empfinden, und beobachten Sie, welche Gefühle diese Gedanken begleiten. Gehen Sie genauso vor wie bei der ersten Collage. Wählen Sie, was Sie „anspringt“, ohne groß zu überlegen.

Betrachten Sie das Ergebnis. Wie geht es Ihnen dabei? Was berührt oder beschäftigt Sie? Wie könnte dieses Bild heißen?

Kontakt findet an Grenzen statt

Sie haben den eigenen Körper und seine Lüste in Besitz genommen. Sie bringen ihn mit all Ihren Gefühlen und Ihrem Verstand in die erotische Begegnung mit einem anderen Menschen ein. Eigentlich ganz wunderbar. Andererseits können Sie sich jetzt nicht mehr verstecken.

Sie verlassen den Schutzraum, die Komfortzone, in der Ihnen nichts passieren kann. Solange Sie Erwartungen erfüllt und „normal" funktioniert haben, waren Sie relativ sicher (theoretisch jedenfalls). Jetzt kommen Sie aus der Deckung. Sie äußern unerwartete Wünsche, unterbrechen selbstverständliche Abläufe oder konzentrieren sich auf scheinbare Nebensächlichkeiten.

Kein Wunder, wenn das Gegenüber verwirrt ist. Ihr merkwürdiges Verhalten stört seine Routine. Haben Sie den Mut, sich seiner (wie auch Ihrer eigenen) Verunsicherung zu stellen? Sind Sie bereit auszuhalten, dass es jetzt keine Erfolgsgarantie gibt, sondern sogar ein ganz realistisches Risiko besteht, dass der andere enttäuscht ist oder Sie albern findet, dass er irritiert, genervt oder ebenfalls verunsichert ist? Ihnen ist ja nicht gleichgültig, wie der Partner auf Sie reagiert. Sie können vieles beeinflussen, aber nicht alles. Sie sind souveräner geworden – doch nicht unsinkbar. Deshalb erfordert der Weg zur gemeinsamen Lust, sich der eigenen Unsicherheit immer wieder neu zu stellen.

Der Weg zur gemeinsamen Lust erfordert, sich der eigenen Unsicherheit immer wieder neu zu stellen.

Und selbst die positive Veränderung, die es mit sich bringt, wenn Sie sich beim Sex unbefangen mit Ihren Gelüsten zeigen, muss man erst einmal aushalten können: Sie werden gesehen und gewollt, so wie Sie wirklich sind. Dadurch wird eine Begegnung intensiv und sehr intim. Auch das kann verunsichern. Doch es lohnt sich. Auch wenn es furchtbar aufregend ist.

Scham ist nichts Schlechtes

Ein kühler Herbstvormittag mit Regenschauern. Ein Pärchen kommt mir in T-Shirts und Jogginghosen entgegen. Er reicht ihr seine Jacke und sie sagt, „Mir ist nicht kalt. Ich hab doch keine steifen Nippel." Vielleicht bin ich überempfindlich, aber ich bekomme bei diesem

Satz Gänsehaut. Für mich besitzen Körperteile noch unterschiedliche Grade der Intimität. Und Brustwarzen finde ich ziemlich intim. Mal abgesehen, dass ich steife Nippel eher mit Sex assoziiere, ebenfalls etwas, was ich ziemlich privat und persönlich finde.

Eigenartig. Überall wird mal eben locker über sexuelle Dinge gesprochen und geschrieben. Sogar das Thema Verdauung wird salonfähig. Kennen wir keine Scham mehr? Das wäre furchtbar, denn Scham markiert eine wichtige Grenze, ohne die keine Vertrautheit und keine Nähe entstehen kann. Wer nicht einschätzen kann, welcher Grad von Intimität einer Situation und einem Menschen gegenüber angemessen ist, verhält sich distanzlos und wird nie befriedigende Beziehungen haben. Dinge, die uns wirklich nahegehen, posaunen wir eben nicht bei Nachbarn oder Kollegen heraus. Sondern wir teilen sie nur mit Menschen, die uns sehr vertraut sind. Dass der Chef arrogant ist und keine Ahnung hat, darüber können Sie sich auch vor Bekannten aufregen. Aber wie sehr Sie seine Kritik neulich verletzt und Ihr Selbstwertgefühl erschüttert hat, das erfährt nur Ihre beste Freundin.

In den Beratungen spüre ich diese Grenze. Ich merke, wann wir sie im Gespräch überschreiten. Manchmal spüre ich ein kleines Unbehagen, und manchmal bekomme ich tatsächlich rote Ohren. Das hindert mich nicht, mit meinen Klienten dennoch über sehr intime Details zu sprechen. Im Gegenteil, es ermöglicht uns, auch über die Gefühle und Gedanken zu reden, die mit diesen Erfahrungen verbunden sind. Dinge, die nicht unbedingt schön sind und deshalb auch etwas peinlich. Zwiespältige Empfindungen und Ängste kommen zu Sprache, genauso wie Sehnsüchte. Wir reden nicht einfach mal eben über Sex, sondern die Menschen in meinem Beratungsraum lassen mich in ihr Inneres schauen. Das geht nicht, wenn jemand versucht, die eigene Scham-

> Scham markiert eine wichtige Grenze, ohne die keine Vertrautheit und keine Nähe entstehen können.

grenze zu ignorieren oder zu übergehen. Denn um sich zu schützen wird er eine von schwierigen Gefühlen bereinigte Version der Geschichte erzählen.

SCHAM UND INTIMITÄT

Laut Wikipedia ist **Scham** ein Gefühl der Verlegenheit oder der Bloßstellung. Es kann durch Verletzung der Intimsphäre auftreten oder auf dem Bewusstsein beruhen, durch unanständige oder erfolglose Handlungen sozialen Erwartungen oder Normen nicht entsprochen zu haben.

Als **Intimsphäre** bezeichnet man die intimsten, innersten bzw. persönlichsten Gedanken und Gefühle. Das Preisgeben der Intimsphäre geschieht in der Regel nur in äußerster Vertrautheit und wird außerhalb dieser als „Verletzung der Intimsphäre" bezeichnet.

Was gehört zur Intimsphäre?
Welche Bereiche die Intimsphäre umfasst, ist kulturell verschieden und dem gesellschaftlichen Wandel unterworfen. In christlich-abendländisch geprägten Regionen gehören zur Intimsphäre etwa die Zone des eigenen Körpers – dazu gehören die Sexualität, die Nacktheit, unter Umständen auch Krankheiten. Zur Intimsphäre können auch das Familien- bzw. Beziehungsleben gehören, insbesondere dann, wenn dieses durch Probleme belastet ist, oder religiöse Vorstellungen und Empfindungen. Entscheidend für die Bestimmung der Intimsphäre ist das individuelle Empfinden dafür, was einem Menschen „zuinnerst" und am „persönlichsten" ist."

Intimität in der Beziehung
Für den Paar- und Sexualtherapeuten David Schnarch, Autor des Buches „Intimität und Verlangen", beinhaltet wirkliche Intimität Selbstkonfrontation und Selbstoffenbarung im Beisein des Partners. Sie „bedeutet, dass wir unseren eigenen Geist in Gegenwart unseres Partners spiegeln und gleichzeitig zulassen, dass auch unser Partner unseren Geist spiegelt." Dieses seien die zentralen Momente einer Liebesbeziehung, aber auch einer sexuellen Begegnung, in welchen man einander so sieht und zeigt, wie man ist, was man denkt und was man fühlt.

Sowohl in der Beratung als auch beim Sex können Sie sich entscheiden, weiterzugehen, wenn die Peinlichkeit einsetzt. Scham signalisiert die Grenze: Ab hier wird es sehr persönlich und intim. Wenn Sie diese Grenze ernst nehmen und selbst bestimmen, wann und wie weit Sie sie in wessen Anwesenheit überschreiten, verschwindet interessanterweise die Peinlichkeit.

Sich zeigen braucht Mut

Lustvoll schamlos zu sein bedeutet also nicht, die Schamgrenze zu verleugnen. Sondern es bedeutet, sich der Unsicherheit zu stellen und sie bewusst zu überschreiten (wenn man es will). Für Maike und Sebastian war dies eine aufwühlende Erfahrung. Beide hatten vor ihrer jetzigen Beziehung ein durchaus abwechslungsreiches Sexualleben geführt und kamen in meine Praxis, weil sie nicht verstehen konnten, warum in der ersten Beziehung, in der emotional wirklich alles stimmte, der Spaß am Sex so schnell abgeflaut war. Als ich die beiden nach ihrer Kindheit fragte, zeigte sich, dass sie zwei empfindsame und feinfühlige Menschen waren, die früh gelernt hatten, Unsicherheit zu übergehen. In der Pubertät hatte jeder entdeckt, dass Sex ein guter Weg sein konnte, Kontakt und Nähe zu erleben, ohne sich hilflos zu fühlen. Für Maike war es schwer, den eigenen Körper zu betrachten, ohne sich über seine Verletzlichkeit zu ärgern.

Ich hatte die beiden gebeten, zu Hause ganz in Ruhe und ungestört ihr eigenes Genital in einem Handspiegel anzuschauen. „Es geht darum, dass Sie auch diesen Teil Ihres Körpers bewusst selbst in Besitz nehmen, bevor Sie herausfinden, was Sie gemeinsam damit machen wollen." Für beide war die Erforschung ihrer äußeren Geschlechtsteile entspannt möglich, also schlage ich ihnen einen nächsten Schritt vor: „Wie wäre es, wenn Ihre Genitalien sich einmal in aller Form miteinander bekannt machen? Zum Beispiel indem Sie, Sebastian, Maike einmal in Ruhe alles zeigen, was Sie haben: Hoden, Schaft, Eichel, Vorhaut, vielleicht auch kleine Details, das Bändchen ..." Sebastian schaut mich ungläubig an. „Das kennt sie doch alles. Wir sind mehr als sechs Jahre zusammen und haben erst seit drei Jahren kaum noch Sex – ich kann mir nicht vorstellen, dass sie vergessen hat, wie ich aussehe.“ Maike stimmt ihm zu.

Doch ich bleibe bei meinem Vorschlag. „Vielleicht versuchen Sie es trotzdem. Es kann ja nichts schiefgehen, wenn Sie so vertraut miteinander sind. Wenn der eine fertig ist, ist der andere dran. Es ist wichtig, dass Sie, Maike, den Spiegel benutzen, damit Sie selbst sehen können, was Sie Sebastian da gerade zeigen.“ Beide bleiben skeptisch. Ich zwinkere ihnen zu. „Schlimmstenfalls ist das Ganze eine kurze Auffrischung einer alten Bekanntschaft. Ist ja auch nicht verkehrt, oder?“

Als Maike und Sebastian zwei Wochen später wiederkommen, sind sie meinem Vorschlag tatsächlich gefolgt. „Ich hätte nie gedacht, wie schwer mir das fallen würde“, erzählt Maike. Aber ich habe mich richtig gegrault. Deshalb hab ich Sebastian auch gebeten anzufangen.“ Der lächelt ihr zu und wendet sich dann zu mir. „Ich habe tausend Dinge gleichzeitig gedacht in diesem Moment. Angefangen damit, wie albern das ist, voreinander zu sitzen und sich zu präsentieren. Bis hin zu der Überlegung, wie ziehe ich das denn jetzt auf? Für einen kurzen Moment wollte ich eine kleine Fernsehshow draus machen, ‚Sebastian-TV proudly presents …‘ Und dann habe ich mir eingestanden, dass ich tatsächlich unsicher bin und Angst habe. Ich habe Maike angeschaut und sie kaute auf ihrer Unterlippe herum und ich wusste: Sie ist genauso nervös wie ich. Und dann dachte ich: Okay, wir sind beide aufgeregt, aber eigentlich meinen wir es doch gut miteinander. Dann habe ich angefangen, ihr alles zu zeigen. Ich habe ihr dabei sogar alles Mögliche erzählt, was ich schön finde und womit ich hadere und von meinen Ängsten in der Pubertät. Sie war total interessiert, schaute und fragte, und plötzlich wurde ich ganz ruhig. Ich fühlte mich wirklich gesehen und angenommen von dir.“

Sich zu zeigen schafft Intimität.

Beide schauen sich an und Maike stehen plötzlich Tränen in den Augen. „Es hat mir gut getan, wie Sebastian mir seinen Körper gezeigt hat“, sagt sie. „Er war so ruhig, und er wirkte unglaublich souverän und männlich. Als ich dran war, habe ich plötzlich gedacht: Das, was ich jetzt tue, habe ich noch nie getan. Ich habe mit so vielen Männern Sex gehabt. Und viele haben mich angeschaut. Aber ich habe noch nie jemanden eingeladen, den Anblick auf meine Scheide zu teilen, ohne sie gleichzeitig herzugeben. Und es hat mich sehr aufgewühlt, gesehen zu werden. Dich zu sehen, wie du mich siehst.“ Sie schweigt. Dann sagt sie: „Wir haben uns noch nicht mal angefasst. Aber das war eine der intimsten sexuellen Erfahrungen meines Lebens.“

Es kann aufwühlend sein, wirklich gesehen zu werden.

Aufbruch ins Abenteuer

Nicht für jedes Paar, das in meine Praxis kommt, ist eine klassische Sexualtherapie sinnvoll. Als Laura und Till in meine Praxis kamen, antworteten sie auf die Frage, was sie zu mir führt: „Wir haben uns aus den Augen verloren.“ Zu Beginn ihrer Beziehung hatten sie intensive Gespräche miteinander geführt, ungewöhnliche Orte und Veranstaltungen besucht und sich beruflich unterstützt, aber auch in lebhaften Diskussionen herausgefordert. All das hatte sich nach Geburt der beiden Kinder verändert. Jetzt war der Alltag durchgetaktet, und das Paar brauchte alle Kräfte, um nicht nur Arbeit und Familie zu bewältigen, sondern auch die Erkrankung des jüngeren Sohns, der regelmäßig zu Ärzten und zum Physio- bzw. Logotherapeuten gehen musste.

Laura und Till liebten ihre Kinder. Doch sie waren auch sehr erschöpft. „Wenn wir Sex haben, dann ist der wirklich schön“, berichtet Laura. „Aber es kommt immer seltener dazu.“ Till nickt. „Auch sonst läuft wenig zwischen uns. Organisatorische Absprachen, Arbeit, die Kinder versorgen ... das war es dann. Viel Gelegenheit, sich über den anderen zu ärgern. Aber wenig mehr. Es kommt mir vor, als ob wir in einer Wohngemeinschaft leben." Die beidseitige Unzufriedenheit führt dann gern zu einem Streit, bei dem er ihr vorwirft, sie säße ja nur noch vor dem Fernseher, und sie sich beschwert, dass er sie ja nicht verführt.

Ich wollte von ihnen wissen, wie es denn dazu komme, dass sie tatsächlich manchmal Sex haben. Es stellte sich heraus, dass es sich vor allem in Situationen ergab, in denen die Familie im Urlaub war oder die Kinder einen Tag lang die Großeltern besuchten. Auch die Möglichkeit auszuschlafen sorgte dafür, dass zumindest einer von beiden überhaupt einmal wieder an Sex dachte und diesen Gedanken schön fand.

Laura sagt: „In dieser eingefahrenen Alltagsroutine spüre ich mich auch gar nicht mehr. Wenn ich meinen Körper überhaupt noch wahrnehme, dann nur, weil ich besonders müde oder erschöpft bin. Ich fühl mich auch kein bisschen sexy. Wie auch, wenn ich mit gebeugten Schultern durch einen schweren Tag unterwegs bin." Sie schüttelt sich. „Wenn ich mir selbst zuhöre, finde ich das ganz schrecklich, was ich da sage. Und ganz gleich, was ich dir vorwerfe, wenn du wirklich anfangen würdest, mich zu verführen – es könnte sein, dass ich dir gar nicht glaube, dass du mich attraktiv findest."

Till geht es ähnlich. „Die einzigen Momente, in denen ich merke, dass ich lebendig und offen bin, sind, wenn ich beruflich unterwegs bin und interessante Städte und Menschen kennenlerne. Dann komme ich manchmal angeregt zurück, aber du bist dann besonders erschöpft, weil du die Kinder allein hattest. Obwohl ich das völlig verstehe, werfe ich es dir trotzdem vor, dass du lieber deine blöden Serien schaust, anstatt mit mir zu kuscheln. Einfach, weil ich in diesen Momenten so enttäuscht bin, dass meine Lust keinen Platz hat in unserem Alltag."

Ich fasse zusammen: „Trotz Anstrengung und Enttäuschungen haben immer noch beide Interesse an Nähe und gemeinsamer Sexualität. Das ist ja alles andere als selbstverständlich. Und darüber hinaus gibt es sogar Gelegenheiten, zu denen Sie Sex haben, die dann für beide schön sind. Das sind eigentlich gute Voraussetzungen. Gleichzeitig braucht Ihre Lust Freiraum. Und da kommen wir zum Problem, denn diese Spielräume ergeben sich in Ihrem Alltag nur noch sehr selten von allein." Beide nicken. Ich fahre fort: „Angenommen, Ihre gemeinsame Sexualität wäre ein Raum, in dem Sie miteinander Spaß haben und sich nahe sein können, dann fehlt Ihnen im Alltag oft die Zeit oder Kraft, den Zugang zu diesem Raum zu finden. Sei es, weil Sie so geschäftig daran vorbei flitzen, sei es, dass Sie gar keine Zeit haben, sich dort aufzuhalten. Oder aber nur einer von Ihnen hat die Tür zu dem Raum gefunden und der andere steht leider ganz woanders, und dann wird das mit dem Besuch dort wieder nichts."

Sie schmunzeln. „Stimmt", sagt Till. Das Problem ist, dass dieser Raum sich in unserem Leben leider im hintersten Winkel des Dachbodens befindet." Ich frage weiter, und gemeinsam entwickeln wir das Bild des Raums: Ein Ort der Lust und des Vergnügens soll er sein, etwas, was die beiden ausschließlich miteinander teilen und wo sie spüren, dass sie ein Liebespaar sind und auch genau mit diesem Menschen zusammen sein wollen. Deshalb reagiert Till so genervt, wenn Laura abends vor dem Fernseher sitzt. Und sie weiß ganz genau, wie wenig attraktiv er sie dann findet. Doch genauso ärgert sie sich über ihn, denn anstatt sie wie früher fantasievoll zu verführen, zieht er sich sofort zurück, nur weil sie nicht gleich freudig reagiert, sobald er ihr die Hand auf das Knie legt. Da zieht sie es doch vor, die aktuelle Staffel ihrer Lieblingsserie weiterzuschauen.

„Es sieht schlecht aus für den Sex, oder?", sage ich und beide nicken. Ich schaue sie an und warte. Laura platzt zuerst heraus. „Im Alltag kann ich das alles noch gut wegdrücken. Doch wenn wir hier darüber sprechen, finde ich ganz schrecklich, wo wir gelandet sind. Gefangen in einer unlebendigen Routine haben wir nichts Besseres zu tun, als uns übereinander zu ärgern. So will ich nicht weitermachen.“ Ich beuge mich ein wenig vor: „Wollen Sie es ändern?“ „Schon“, sagt sie, „aber es reicht doch nicht, wenn ich allein was anders mache ...“ Ich unterbreche sie: „Wollen Sie es ändern?“ Sie hält inne und nickt dann. „Ja.“

Ich lächele ihr zu. „Dann werden Sie zu einer Frau, die zu verführen sich lohnt. Geben Sie ihm Grund. Damit meine ich nicht, dass Sie sich den Sex verdienen sollen. Aber es wäre gut, wenn Sie selbst zu der Überzeugung kommen, dass sein Interesse Ihnen gilt. Natürlich können Sie nicht glauben, dass er Sie attraktiv findet, weil Sie selbst wissen, wie Ihre Beschwerden und Ihre Erschöpfung auf ihn wirken müssen. Sie könnten ihn natürlich auch einladen, Sie zu bedauern und durch Zärtlichkeiten aufzumuntern. Ihr üblicher Wortwechsel am Abend scheint da allerdings auch noch nicht so richtig erfolgreich zu sein.“ Ich lächele ihr verschwörerisch zu, denn es geht mir nicht darum, sie zu kritisieren. „Es sieht so aus, als leiden Sie beide unter den Personen, zu denen Sie im Alltag mutiert sind. Es könnte allerdings sein, dass jeder von Ihnen nur auf ein unwiderstehliches Angebot von der anderen Seite wartet, um sich gemeinsam auf die Suche nach der geheimen Dachkammer zu machen.“

Till mischt sich ein. „Von meiner Seite stimmt das. Ich zeige das nur nicht mehr, weil ich es schlecht aushalten kann, wie desinteressiert du meistens reagierst.“ „Warum geben Sie sofort auf?“, frage ich ihn und er verteidigt sich, schließlich habe er es oft genug versucht und irgendwann sei es dann einfach zu frustrierend ... „Sie haben völlig recht“, unterbreche ich ihn. „Es hat keinen Sinn, etwas weiterzumachen, wenn es nichts bringt. Doch meine Frage war: Warum geben Sie gleich Ihren Wunsch mit auf? Es wäre doch viel sinnvoller herauszufinden, wie eine Einladung in die Dachkammer aussehen kann, die Laura gerne annimmt.“

Wieder wird sein Ton klagend. „Ich habe alles versucht. Mir fällt wirklich nichts mehr ein.“ Ich schaue die beiden an. Dann sage ich: „Sie sind doch nicht allein. Fragen Sie Laura. Wenn es Sie wirklich interessiert, ist sie Ihre beste Verbündete. Es sei denn, Sie wollen nur beweisen, dass Sie nicht schuld sind!“ Das will er definitiv nicht. Gemeinsam überlegen sie, wie sie ein kleines bisschen Unvernunft in ihre geregelte Woche bringen können, und ihnen fällt erstaunlich viel ein. Anstatt dem anderen vorzuwerfen, dass er sich der Lust verweigert, suchen sie jetzt gemeinsam den Zugang zu Erotik und Lust. Obwohl das nicht einfach ist, sehen sie einander jetzt als Komplizen, die gemeinsam der Alltagsroutine entkommen wollen. Zum Glück können sie gut an dem ansetzen, was sie früher verbunden hat, um die „gestohlene“ Zeit weidlich auszukosten, angefangen mit ausgiebigem Knutschen auf dem Sofa über das Deklamieren von Nonsens-Gedichten in der Badewanne, das Hören einer Opern-CD, das gemeinsame Lösen vertrackter Kreuzworträtsel bis hin zu sexuellen Begegnungen – einmal tatsächlich auch auf dem Dachboden ihres Hauses.

Träumen auch Sie wie Laura und Till von einem Aufbruch ins Abenteuer? Dies erfordert die Entscheidung, es zu wollen, den Mut, es zu tun, und den Wunsch, den oder die Liebste als Verbündete zu gewinnen.

SEX ZU IHREM VERGNÜGEN

Guter Sex zu zweit geht nicht ohne Sie. Doch je mehr Sie sich zeigen, desto mehr Unsicherheit müssen Sie aushalten. Auch Schamgefühle können auftreten. Beides ist völlig angemessen. Kämpfen Sie nicht dagegen an, sondern akzeptieren Sie diese Emotionen als Signal, dass Sie gerade Ihre Komfortzone verlassen und etwas tun, was neu und unbekannt ist. Dennoch lohnt sich dieses Risiko, jedenfalls wenn auch Ihr Partner oder Ihre Partnerin die Sexualität mit Ihnen genießen will. In diesem Fall können Sie sich nämlich miteinander verbünden. Sobald Sie aufhören, einander als Gegner zu behandeln, wird es viel leichter.

WEITERDENKEN

Nehmen Sie Ihr „Reisetagebuch" zur Hand und notieren Sie die Antworten auf folgende Fragen oder nutzen Sie die Arbeitsbögen unter www.desafinado.de/guter-sex-geht-anders.html.

- Glauben Sie, dass Ihr Partner es gut mit Ihnen meint?
- In welchen Dingen? In welchen nicht?
- Meinen Sie es immer gut mit Ihrem Partner? Wann nicht?
- Glauben Sie, dass Ihr Verhalten Ihrem Partner oder Ihrer Partnerin immer wieder Anlass gibt, Sie attraktiv zu finden?
- Wie können Sie ihm Grund geben, für Sie attraktiv zu sein?
- Möchten Sie, dass er oder sie für Sie attraktiv ist?
- Welche guten Gründe könnte es geben, alles beim Alten zu belassen?

Bitte nehmen Sie Ihre Tabellen von Seite 97 und lesen Sie noch einmal nach, wie Sie Erwartungen im Alltag enttäuscht haben. Jetzt geht es darum, genau das Gleiche in der Sexualität zu tun.

Legen Sie zunächst eine neue Tabelle mit vier Spalten an und überschreiben Sie die Spalten mit „Datum", „Situation", „Gewohnter Ablauf" und „Was ich mir stattdessen gewünscht hätte". Achten Sie in den kommenden Wochen auf solche Momente und tragen Sie diese in die Tabelle ein.

Zeichnen Sie eine neue Tabelle mit sechs Spalten. Die Überschriften sind „Situation", „Mein Bedürfnis", „Wunsch", „Katastrophe", „Gefühle", „Möglichkeit". Nehmen Sie sich Zeit, jede dieser Situationen in Ruhe zu durchdenken. Beginnen Sie, indem Sie zunächst die Übung „Zwei Minuten Achtsamkeit" (Seite 87) durchführen, die Ihnen inzwischen hoffentlich sehr vertraut ist.

Dann tragen Sie die erste Situation in die erste Spalte ein und beschreiben sie etwas näher. In der zweiten Spalte beschreiben Sie, was Sie sich in dieser Situation anders gewünscht hätten. Spüren Sie der Beschreibung nach und formulieren Sie diesen Wunsch als Bitte an den Partner. Natürlich sagen Sie ihm dies nicht in diesem Moment, sondern tragen die Formulierung in die dritte Spalte ein.

Schießen Sie die Augen und achten Sie für einen Moment auf Ihren Atem. Stellen Sie sich vor, wie Sie in der beschriebenen Situation Ihren Partner mit den Worten bitten, die Sie notiert haben. Welche Gefühle und welche Körperreaktionen spüren Sie? Atmen Sie weiter und malen Sie sich die schlimmste Reaktion auf Ihre Bitte aus, die folgen könnte. Was verändert sich in Ihrem Körper? Welche Emotionen haben Sie jetzt? Beobachten Sie, was geschieht, und atmen Sie noch zwei Minuten ruhig weiter. Beschreiben Sie das schwierige Verhalten in Spalte vier und tragen Sie in Spalte fünf ein, welche Gefühle das in Ihnen ausgelöst hat.

Entspannen Sie sich und beantworten Sie sich ganz in Ruhe folgende Frage: Angenommen, mein Partner wäre mein Verbündeter und ganz genau wie ich daran interessiert, dass wir wirklich schönen Sex haben: Wie könnte ich ihn trotz dieser Katastrophenreaktion dafür gewinnen? Wie kann ich ihm vermitteln, was mein Wunsch für uns beide schöner machen wird? Suchen Sie nach einer guten Formulierung, und tragen Sie diese in die letzte Spalte ein.

Bitte üben Sie dieses Vorgehen mit möglichst vielen Beispielen. Wenn Sie soweit sind, das Ganze in die Tat umzusetzen, legen Sie eine dritte Tabelle an und überschreiben die fünf Spalten mit „Datum“, „Situation“, „Wunsch“, „Formulierung“ und „Ergebnis“.

Achtung! Bei der letzten Tabelle ist es nicht das Ziel, dass der Partner sofort begeistert reagiert. Sie können ihn zu einer Veränderung einladen, aber er entscheidet, ob er diese Einladung annimmt. Deshalb ist diese Übung immer dann erfolgreich, wenn es Ihnen gelungen ist, trotz Unsicherheit eine Einladung zu einem Bündnis für guten Sex auszusprechen, ganz gleich, was danach zwischen Ihnen passiert ist.

DIE EINLADUNG: GUTER SEX IST IHRE ENTSCHEIDUNG

Jetzt geht es ans Eingemachte, nämlich ob Sie Ihre Sexualität wirklich verbessern werden oder nicht. Denn für die gewünschte Veränderung reicht es leider nicht, zu wissen, was hilft und wo Sie ansetzen müssen. Sondern Sie müssen sich entscheiden, es zu tun. Und immer, wenn es einmal nicht ganz einfach ist oder Unsicherheit auftaucht, dann werden Sie sich erneut fragen müssen, was Sie wollen.
Ob Sie guten Sex haben, ist keine Frage der Umstände, des Partners oder anderer Bedingungen. Sondern es ist Ihre Entscheidung.

Nehmen Sie sich ernst

Vermutlich werden Sie gerade ungeduldig. Was auch immer ich geschrieben habe, Sie sind grundsätzlich einverstanden. Die eigene Sexualität in Besitz nehmen, na klar, Sie sind dabei. Das ist nicht das Problem. Die große Schwierigkeit ist doch vielmehr: Wie sag ich's meinem oder meiner Liebsten? Vermutlich sind Sie sehr gespannt, welche großartigen Tipps ich auf diesen letzten Seiten noch für Sie habe.

Keine. Jedenfalls keine, die Sie in den vorangegangenen Kapiteln nicht schon gelesen haben. Die Frage ist nämlich nicht, welche Formulierungen einen unsensiblen Bettgefährten dazu bringen, keine Vorwürfe mehr zu machen. Oder was ihn dazu bewegt, nicht mehr stumpf auf der Einhaltung von ehelichen Pflichten zu bestehen. Sondern die Frage ist, ob Sie sich und Ihre Bedürfnisse wirklich ernst nehmen können. Denn nur dann sind Sie in der Lage, gelassen dafür einzustehen, weder sich noch ihm weiterhin diesen gnadenlos schlechten Sex zuzumuten.

Was Sie für guten Sex brauchen, wissen Sie bereits:

- Ihr Körper ist der unbestechliche Kompass, dem Sie bedingungslos folgen können.
- Gut ist, was sich gut anfühlt. Sie brauchen nur damit weiterzumachen.
- Nicht gut ist, was sich nicht gut anfühlt. Damit sollten Sie sofort aufhören, beziehungsweise dafür sorgen, dass Ihr Bettgefährte damit aufhört.

Um guten Sex zu haben, müssen Sie ihn wollen und dann das tun, was nötig ist, um ihn zu bekommen. Nämlich dem inneren Kompass folgen und aushalten, dass dies zu Spannungen führen kann. Vor allem, wenn Sie sich selbst treu bleiben, obwohl Ihre Wünsche von dem abweichen, was der Partner von Ihnen erwartet oder was allgemein üblich und „normal“ ist. Sie müssen sich beruhigen, wenn Ihre Unsicherheit einsetzt. Sie werden sich verletzlich und nackt fühlen, weil Sie sich mit Leib und Seele zeigen. Das ist nur auszuhalten, wenn Sie lernen Nein zu sagen oder eine Begegnung abzubrechen. Ohne Rechtfertigung, ohne Vorwurf, ohne Beleidigtsein. Sondern im Vertrauen darauf, dass es für alle Beteiligten gut ist, wenn Sie auf sich aufpassen. Schönen Sex werden Sie nur haben, wenn Sie das können. Beziehungsweise wenn Sie sich entschließen, es zu lernen.

Um guten Sex zu haben, müssen Sie ihn wollen und dann das tun, was nötig ist, um ihn zu bekommen.

Und das ist die große Enttäuschung, die dieses Buch für Sie bereithält: Guter Sex ist keine Frage der Technik. Er fällt Ihnen nicht von selbst in den Schoß, wenn Sie alles richtig machen. Sondern Sie entscheiden selbst. Und die Folgen Ihrer Wahl können Sie niemand anderem in die Schuhe schieben.

Wer will ich sein?

In den vergangenen Jahren habe ich mir immer wieder einmal die Frage gestellt, was eigentlich die Paare, die von den Sexualberatungen profitieren, von denen unterscheidet, bei denen sich sehr wenig tut. Es hat nicht eindeutig damit zu tun, wie groß das Problem ist und wie lange es schon besteht, obwohl es da Wechselwirkungen gibt. Paare wie Laura und Till kommen sehr schnell in Bewegung. Sie brauchen nur ein paar Vorgaben von mir, weil sie durch die Gespräche sehr schnell zu Komplizen (siehe Kasten 192) auf der Suche nach der gemeinsamen Lust werden. Diese Paare konnten dem Alltag zum Trotz das Vertrauen und das Wohlwollen füreinander bewahren.

Doch häufig haben die Probleme ihre Spuren hinterlassen. Obwohl beide gern etwas verändern möchte, haben sich Groll und Misstrauen angesammelt. Man ist sich nicht sicher, ob der andere es wirklich noch gut mit einem meint ober ob er sich nicht einfach durchsetzen will, ganz gleich, wie schlecht es mir dann damit geht.

Damit ein solches Paar wieder Erfüllung zu zweit beim Sex (und auch außerhalb) findet, muss es im Verlauf unserer Gespräche zu einer Entscheidung kommen, die jeder für sich selbst treffen und umsetzen (!) muss. Es geht um die Frage: Wer will ich sein? Wie will ich lieben? Will ich weiter beklagen, was der andere mir antut oder vorenthält? Oder will ich ihm das geben, was für mich zur Liebe gehört, selbst wenn er es noch nicht tut? Wie kann ich ihm zeigen, dass ich auf seiner Seite bin, selbst wenn er mich feindselig behandelt? Und wie vermittele ich ihm, dass all dies nicht Schwäche oder Dummheit ist?

KOMPLIZEN

Während ich an diesem Buch schreibe, ist das neue Buch von John Gottman erschienen: „Die Vermessung der Liebe". Er kommt aufgrund seiner Studienergebnisse zu dem Schluss, dass der entscheidende Unterschied zwischen glücklichen und unglücklichen Paaren die **Treue** ist. Dabei versteht er unter Treue mehr als nur die Tatsache, dass keiner der Partner Sex außerhalb der Beziehung sucht. Sondern es geht auch um Vertrauen, darum, dass man es gut miteinander meint, und um Commitment, das bedeutet Bindung, Selbstverpflichtung, Engagement, Verbindlichkeit, Bekenntnis zum anderen.

Letztlich geht es um die Entscheidung, am eigenen Wohlwollen für den Partner festzuhalten, auch wenn es schwer ist, weil ein Konflikt unlösbar oder das Verhalten des anderen unmöglich ist. Bei allem Verständnis für Verletzungen oder Schwächen des (oder der) Liebsten geht es nicht darum, sich alles gefallen zu lassen, sondern den anderen wie auch sich selbst mit den Auswirkungen seines Handelns zu konfrontieren.

Fehlendes Begehren ist kein Schicksal

„Ich weiß ja auch nicht, warum ich keine Lust auf Volker habe!" Erinnern Sie sich an Simone aus Kapitel „Ohne Sie geht gar nichts", Seite 53? Sowohl sie selbst als auch ihr Partner warteten verzweifelt darauf, dass sich irgendetwas veränderte und sie endlich wieder Lust auf ihn bekam. Sie hatten alle Empfehlungen der Sexratgeber durchprobiert und schließlich sogar Simones Hormonstatus überprüfen lassen.

Doch woher sollte die Lust kommen? Volkers Versuche, gemeinsamen Sex zu initiieren, lösten bei ihr eher Widerwillen als erotische Gefühle aus. Sie fühlte sich von ihm nicht begehrt, sondern bedrängt. Jetzt sollte die Beratung bei mir also die große Veränderung bewirken. Wenn es nach ihr ginge, am besten so, dass Volker endlich zufrieden war und Ruhe gab, seltener Sex wollte und sie ihn genießen konnte. Unsere Arbeit wäre für Simone ein voller Erfolg, wenn sie die Begegnungen mit Volker so angenehm fände, dass sie ab und an auch von selbst Lust darauf hätte.

Volkers Ziel war ähnlich. Er wollte sich attraktiv und gewollt fühlen und das war für ihn am einfachsten zu spüren, wenn Simone zeigte, dass sie Sex mit ihm wollte. Oder wenn sie begeistert auf seine Annäherungen einging. Er war überzeugt, dass dafür einige Blockaden bei ihr bearbeitet werden müssten. Damit sie sich dem nicht entziehen konnte, hatte er den Termin zur Paarberatung vereinbart, obwohl Volker sich sehr sicher war, dass mit ihm und seiner Libido alles in Ordnung sei. Umso verblüffter waren beide, dass ich mir viel Zeit nahm, auch seine Seite anzuhören.

Wie attraktiv finden Sie eigentlich einen Mann, der sich so verhält wie Sie?

„Ich will mich begehrt fühlen von ihr!“, sagte er. Ich konterte: „Und? Was tun Sie dafür?“ Mit klagend-vorwurfsvoller Stimme zählte er erneut all seine vergeblichen Verführungsversuche auf, während Simone die Augen verdrehte. Er tat mir leid und ich unterbrach ihn. „Wie attraktiv und begehrenswert empfinden Sie sich jetzt gerade, während Sie darüber sprechen?“ Er stutzte. „Nicht besonders. Aber was soll ich denn sonst machen? Dann bleibt doch nur noch die Trennung!“

„Nicht unbedingt“, sagte ich. „Sie können auch so weitermachen. Was vermuten Sie, wie Simone Sie dann sieht?“ Er warf mir einen wütenden Blick zu. „Ich verstehe die Frage nicht.“ Er verstand die Frage ganz genau. Ich beugte mich vor und fragte erneut: „Was würden Sie selbst über einen Mann denken, der sich so verhält wie Sie?“ Er knurrte: „Ich würde denken, was für ein jämmerlicher Schlappschwanz!“ Volker war sichtlich aufgeregt und sauer. Ich blieb dran. „Glauben Sie, dass Frauen diesen Mann geil finden?“ Er schüttelte den Kopf, um dann sofort anklagend zu sagen: „Aber früher ging es doch auch. Da ist Simone richtig auf mich abgefahren. Und es ist ja nicht so, dass ich bei anderen Frauen keine Chancen hätte ...“

„Stimmt“, sage ich. „Sie sind ein attraktiver Mann. Zumindest, wenn Sie sich entscheiden, das zu zeigen und sich nicht klein machen und um Liebe betteln.“ Er verschränkt die Arme und schaut mich skeptisch an. „Sagen Sie mir, was ich tun soll. Ich bin am Ende meines Lateins. Wenn ich zeige, dass ich Lust auf Simone habe, fühlt sie sich unter Druck gesetzt. Wenn ich sie in Ruhe lasse, passiert sexuell zwischen uns gar nichts. Und wenn ich so nicht leben will, kann ich ja nur noch gehen.“

Ich schmunzele und werde dann wieder ernst. „Ich werde Ihnen nicht sagen, was Sie tun sollen. Das ist allein Ihre Entscheidung. Wie ich es sehe, geben Sie sich aktuell mit widerwillig gewährtem Sex zufrieden, den Sie Simone abringen und bei dem Sie sich nicht gewollt fühlen, sondern, wenn Sie ehrlich sind, sich selbst verachten. Das Vergnügen daran kann auf Ihrer Seite nicht besonders groß sein, denn Sie beide wissen, dass Sie, Volker, sich gerade abspeisen lassen. Ist es das, was Sie wollen?“ Er schweigt.

Sie bestimmen, wer über Sie bestimmt

„Was würde es bedeuten, nicht mehr Simone entscheiden zu lassen, ob Sie begehrenswert sind oder nicht?“, frage ich ihn. „Was würde es bedeuten, wenn Sie sich ihr auf eine Art und Weise nähern, die Sie selbst attraktiv finden?“ Er antwortet: „Sie würde trotzdem ablehnen. Oder mir Vorwürfe machen, weil ich sie unter Druck setze. Es würde ihr Angst machen.“ Er sackt etwas zusammen auf seinem Stuhl. „Und?“, frage ich mitfühlend. „Wäre das Ergebnis anders als jetzt?“ Er betrachtet mich nachdenklich und lächelt dann traurig. „Nein. Eigentlich nicht. Vielleicht hätten wir noch seltener Sex, den sie nur mir zuliebe mitmacht, aber das wäre ja kein großer Schaden. Außer dass es mir Angst macht. Denn ich weiß, dass ich dann der Möglichkeit einer Trennung ins Auge sehen müsste, weil ich ihr und mir das nicht weiter zumuten will. Und ich will sie nicht verlieren. Doch ich will so auch nicht weitermachen.“

Wenn Volker und Simone mit dem unbefriedigenden Sex aufhören wollen, unter dem beide leiden, dann muss jeder von ihnen Entscheidungen treffen. Die erste ist die, den anderen nicht mehr für das eigene Unglück verantwortlich zu machen. Für Simone bedeutet das, nicht mehr darauf zu beharren, dass sie nichts dafür kann, wenn sie keine Lust auf Volker hat. Wer außer ihr selbst kann sagen, warum sie ihn nicht will? Wer außer ihr selbst kann sich entscheiden, ihn dennoch zu wollen?

> Wer guten Sex will, muss Entscheidungen treffen. Die erste ist, den anderen nicht mehr für das eigene sexuelle Elend verantwortlich zu machen.

Es ist ihre Entscheidung, ob sie tausend Gründe im Alltag sammelt, ihn nicht zu begehren. Oder ob sie ihn bewusst lustvoll betrachtet und Dinge sucht, die sie attraktiv an ihm findet. Sie kann ihn für sein Jammern verachten, aber sie kann ihn auch als den attraktiven, selbstbewussten Partner ansprechen, den sie sich wünscht. Sie kann sich dafür entscheiden, das Risiko einzugehen, ihn zu wollen. Mit all seinen nervigen Verhaltensweisen, seinen Unsicherheiten und seinem angeknacksten Selbstbewusstsein.

Und sie kann bequem in der Haltung verharren, dass sie bei seinem Anblick leider nicht mehr von Lust überfallen wird und sie deshalb bedauernd alle Angebote ablehnen muss, die er ihr macht. Doch wenn sie wirklich schönen Sex mit ihm will, dann reicht es, sich auszuziehen und zu ihm rüberzurutschen. Dann kann sie ihm deutlich zeigen, was ihr gefällt und was nicht und was sie jetzt anders haben will, damit es für sie schön ist. Sie ist kein schlafendes Dornröschen, das erweckt werden muss. Sie ist eine erwachsene Frau mit sexuellen Erfahrungen und einem empfindsamen Körper. All das kann sie benutzen, um mit Volker schönen Sex zu haben. Nicht indem sie ihre Unlust ignoriert oder unangenehme Gefühle übergeht, sondern indem sie diese ernst nimmt und aktiv etwas dafür tut, damit diese erotische Begegnung zu etwas wird, was sie wirklich will und genießt. Der erste Schritt ist die Entscheidung, genau das zu wollen: **schönen Sex mit ihm.**

Doch das war das Problem. Simone war nicht sicher, ob sie wirklich schönen Sex mit Volker wollte. Zu oft hatte sie sich über ihn geärgert. Außerdem befürchtete sie, dass er über alle ihre Grenzen gehen würde, sobald sie ihm den kleinen Finger reichte. Und die Vorstellung, ihn im Alltag attraktiv und begehrenswert zu finden, war auch nicht besonders verlockend, denn dann hätte sie plötzlich viel zu viel mit ihren eigenen Ängsten und Selbstwertzweifeln zu tun. Nein, die Konstellation, dass er um sie kreiste und sie ihm gerade ausreichend viel Sex gewährte, damit er die Hoffnung nicht aufgab, war schon die beste Lösung.

> Der erste Schritt ist die Entscheidung, genau das zu wollen: schönen Sex mit ihm.

Doch in dem Moment, in dem Volker sich entschied, anders für das einzustehen, was er sich wünschte, musste auch Simone neu entscheiden. Als er beschloss, nicht mehr trotzig seine „ganz normalen sexuellen Bedürfnisse" einzuklagen, sondern ihr selbstbewusst zu zeigen, dass er sich eine für beide Seiten lustvolle Begegnung mit ihr wünschte, veränderte sich etwas. Wenn sie ihm jetzt anbot, „ihm zuliebe" mitzumachen, lehnte er das ab und beendete den Körperkontakt. Nicht ärgerlich oder schmollend. Sondern selbstbewusst und etwas traurig. Wenn sie ihm Vorwürfe machte, sie könne keine Lust entwickeln, weil er sie immer unter Druck brächte, blieb er ruhig.

Stattdessen erklärte er ihr, dass er an Sex mit ihr interessiert war, aber nur, wenn Simone ebenfalls Lust darauf hatte. Immer wieder sagte er sich selbst, dass nicht er, sondern Simone entscheiden muss, ob sie seine Einladung einnimmt. Und dass er nur entscheidet, wie er sie einlädt und wie lange er sein Angebot aufrechterhalten kann und will. Das gelang ihm recht häufig, weil ihm nach unserem Gespräch klar geworden war, dass er wählen kann, ob er seinen Wunsch nach gemeinsamen sexuellen Vergnügen als lästige Zumutung oder als etwas für ihn selbst Wichtiges und Wertvolles ansehen will.

Guter Sex ist meine Entscheidung

Daraufhin hatte er beschlossen, dass er Simone liebte und ihr genau deshalb nicht auf Dauer zumuten wollte, sich von seinen Wünschen nach Sex belästigt zu fühlen. Jetzt bekam Simone richtig Angst. Indem Volker sich seinen Ängsten und Unsicherheiten stellte, wurde offensichtlich, was seine Verantwortung war und was *nicht*. Simone versteckte sich hinter ihrer Lustlosigkeit, weil sie sich nicht zutraute, ihre Grenzen zu schützen und den Sex mit ihm zu unterbrechen, sobald ihr etwas unangenehm wurde. Das hatte mit ihrer Lebensgeschichte zu tun, die es ihr wirklich schwer machte, darauf zu vertrauen, dass sie ein Nein nicht nur sagen, sondern auch durchsetzen kann. Verzweifelt sagte sie in der Beratung: „Ich würde ja gern zu der aktiven selbstbewussten Frau werden, als die Sie mich anscheinend sehen, Frau Brockhausen. Aber ich habe keine Erfahrung damit! Ich weiß einfach nicht, wie das geht!" Ich entgegnete: „Sie müssen doch noch gar nicht wissen, wie das geht. Die Frage ist nur, ob Sie es lernen wollen."

Ohne Simones Entscheidung, sich zu verändern, um den Sex mit Volker genießen zu können, blieb zwischen den beiden alles beim Alten. Doch als sie sich dazu entschloss, kam ganz viel in Bewegung. Jetzt waren sie und Volker keine Gegner mehr, sondern Verbündete auf einer gemeinsamen Entdeckungsreise, bei der sie lernten, sich und ihre Empfindungen ernst zu nehmen und gemeinsam etwas daraus zu machen, was sie genießen konnten.

Tipps und Empfehlungen, einander zärtlich zu berühren oder erotisch zu verführen, müssen scheitern, weil sie den Entscheidungsspielraum des Paares nicht erweitern, sondern einschränken. Sie sind neue Erwartungen, Fremddefinitionen. Das galt auch für die Übungen, die Volker und Simone zunächst miteinander durchführten. Was die beiden dann übten, war nicht, wie sie einander anfassen können. Sondern sie trainierten, offen und nicht bewertend herauszufinden, wie sich Berührungen anfühlen, wie sie mit ihren Wünschen und ihrer Enttäuschung, dem Nein des Partners und seiner Lust umgehen. Simone lernte die Kontrolle, die Voraussetzung für ihre Hingabe ist. Und Volker übte, sich Simone mit seinen Bedürfnissen als erwachsener, attraktiver Mann zu nähern, der seine Enttäuschung nach einem Nein selbst bewältigen kann und sich nicht gekränkt zurückziehen oder Vorwürfe machen muss.

! WEITERDENKEN

Nehmen Sie Ihr „Reisetagebuch" zur Hand und notieren Sie die Antworten auf folgende Fragen oder nutzen Sie die Arbeitsbögen unter www.desafinado.de/guter-sex-geht-anders.html.

- Was ist Ihnen beim Sex wirklich wichtig?
- Was für ein Mensch möchten Sie in einer sexuellen Begegnung sein?
- Was wünschen Sie sich, woran sich der Gespiele oder die Gespielin im Bett auch noch viele Jahre später erinnert?
- Was wäre das Schönste, was der Mensch, mit dem Sie eine Liebesbeziehung führen, über die gemeinsame Sexualität denkt?
- Was möchten Sie am Ende Ihres Lebens über Ihre eigene Sexualität sagen können?
- Was wäre ein erster Schritt in diese Richtung?
- Welche Entscheidung ist dafür erforderlich?

Sie sind dran

Guter Sex ist Ihre Entscheidung. Übernehmen Sie die Verantwortung für das, was Sie sind, für das, was Sie wollen und auch für das, was Sie sein wollen. Dazu gehört, die Verantwortung für alles abzugeben, was Sie nicht beeinflussen können. Sie können zwar beschließen, Ihre Lust mit Ihrem Partner zu teilen. Ob er Ihre Einladung annimmt, dass entscheidet allerdings er. Ich hoffe trotzdem, dass Sie nicht sofort aufgeben, wenn er zurückhaltend oder befremdet reagiert. Bedenken Sie: Wenn Sie das umsetzen, was Sie gelesen haben, und auf diese Weise das tun, was Sie tun müssen, um wirklich guten Sex zu haben, dann sind Sie eine Herausforderung für jeden Sexualpartner. Macht nix.

Das ist nämlich nicht nur eine Zumutung, sondern auch eine Riesenchance. Endlich kann auch Ihr Partner sich entscheiden, ob er sich in Zukunft weiter darum bemühen will, eine anständige Performance im Bett abzuliefern. Oder ob er wie Sie (und am liebsten mit Ihnen) endlich Sex zum Vergnügen machen will.

Lesetipps

Bragagna, E.: weiblich, sinnlich, lustvoll. Ueberreuter 2013
Brockhausen, Berit: Hoheitsgebiete. Revierkämpfe in der Liebe. Südwest 2012
Brockhausen, Berit: Warum machst du mich nicht glücklich? Südwest 2010
Clement, Ulrich: Guter Sex trotz Liebe. Ullstein 2008
Gottman, John: Die sieben Geheimnisse einer glücklichen Ehe. Ullstein 2002
Gottman, John: Die Vermessung der Liebe. Klett-Cotta 2014
Jacob, G. und H. van Genderen, L. Seebauer: Andere Wege gehen. Lebensmuster verstehen und verändern. Beltz 2013
Jellouschek, Hans: Achtsamkeit in der Partnerschaft. Kreuz 2011
Koschorke, Martin: Wie Sie mit Ihrem Partner glücklich werden, ohne ihn zu ändern. Kreuz 2011
Moritz, Bernhard: Liebling und Schatz. Allerhöchste Paarungszeit. Südwest 2013
Perel, Esther: Wild Life – die Rückkehr der Erotik in die Liebe. Piper 2010.
Poschenrieder, Beatrice: Sex für Faule und Gestresste. Winterwork 2010
Retzer, Arnold: Lob der Vernunftehe. Fischer 2009
Schindler, L, K Hahlweg, D. Revenstorf: Partnerschaftsprobleme? So gelingt Ihre Beziehung. Springer 2012
Schnarch, David: Die Psychologie sexueller Leidenschaft. Klett Cotta 2007
Schnarch, David: Intimität und Verlangen. Klett-Cotta 2014
Vansteenwegen, A.: Bevor die Liebe Alltag wird. Carl Auer 2007
Zilbergeld, Bernie: Männliche Sexualität. Dgvt 2000

Weiterführende Links sowie Lesetipps für interessierte Kollegen und Kolleginnen finden Sie unter
http://www.desafinado.de/guter-sex-geht-anders.html

Bibliografische Information der Deutschen Nationalbibliothek
Die Deutsche Nationalbibliothek verzeichnet diese Publikation in der Deutschen Nationalbibliografie; detaillierte bibliografische Daten sind im Internet über http://dnb.de abrufbar.

ISBN 978-3-86910-503-1 (Print)
ISBN 978-3-86910-552-9 (PDF)
ISBN 978-3-86910-551-2 (EPUB)

Die Autorin: Die Diplompsychologin und Sexualtherapeutin Berit Brockhausen interessierte sich bereits im Studium für die Themen Liebe, Sexualität und Familienplanung. Sie arbeitete in dieser Zeit ehrenamtlich in einem Frauenzentrum. Nach ihrem Diplom begann sie 1985 eine Tätigkeit in einer hessischen Schwangerschaftskonfliktberatungsstelle. Dort beriet sie Jugendliche, Frauen und Paare, auch zu dem auf dem Land stark tabuisierten Thema Sexualität. 1988 wurde ihr erster Sohn geboren und sie zog nach Berlin. Seit 1999 ist sie approbierte Psychotherapeutin und arbeitet nebenberuflich in ihrer Praxis DESAFINADO. Als „Berliner Büro für Partnerschaftsberatung" gibt es hier ein Angebot zur Partnerschaftsberatung und Sexualtherapie speziell für Paare. Seit 2009 leitet Berit Brockhausen Seminare zu den Themen Sexualität und Paarberatung/Paartherapie. Sie träumt davon, Apps für Paare zu entwickeln, die diese spielerisch dabei unterstützen, die unvermeidlichen Krisen und Herausforderungen einer Liebesbeziehung zu bewältigen. Selber seit mehr als 20 Jahren in einer Partnerschaft, weiß sie aus eigener Erfahrung um die Tücken des Alltags und hat großen Respekt vor allen Menschen, die bereit sind, etwas dafür zu tun, damit die Lebensgemeinschaft auch eine Liebesbeziehung bleibt.
In den Medien ist sie eine gefragte Expertin, weil sie selbst komplexes Wissen einfach auf den Punkt bringen kann. Ihre praktischen Tipps sorgen für Lust und Erfüllung zu zweit.

Nachdruck der 1. Auflage von 2014 (PoD)

Eine Marke der Schlüterschen Verlagsgesellschaft mbh & Co. KG,
Hans-Böckler-Allee 7, 30173 Hannover
www.schluetersche.de
www.humboldt.de

Lektorat: Annette Gillich-Beltz, Essen
Layout: Sehfeld, Hamburg
Covergestaltung: Kerker + Baum Büro für Gestaltung, Hannover
Coverfoto: George Mayer – Fotolia.com
Satz: PER Medien+Marketing GmbH, Braunschweig
Druck und Bindung: CPI Druckdienstleistungen GmbH, Erfurt

Zeitfracht Medien GmbH
Ferdinand-Jühlke-Straße 7,
99095 - DE, Erfurt
produktsicherheit@zeitfracht.de

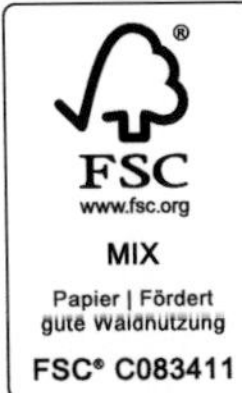